U0795972

神经内科杂病中医医案实录

主编　袁翀飞　李小伟　陈建宏

陕西新華出版
陕西科学技术出版社
Shaanxi Science and Technology Press
西安

图书在版编目（CIP）数据

神经内科杂病中医医案实录 / 袁聃飞, 李小伟, 陈建宏主编. -- 西安 : 陕西科学技术出版社, 2024. 10.
ISBN 978-7-5369-9031-9

Ⅰ. R277.71

中国国家版本馆CIP数据核字第2024S9K296号

神经内科杂病中医医案实录

SHENJINGNEIKE ZABING ZHONGYI YIAN SHILU

袁聃飞　李小伟　陈建宏　主编

责任编辑　侯志艳
封面设计　申畅

出 版 者　陕西科学技术出版社
西安市曲江新区登高路 1388 号陕西新华出版传媒产业大厦 B 座
电话（029）81205187　传真（029）81205155　邮编 710061
http://www.snstp.com
发 行 者　陕西科学技术出版社
电话（029）81205180 81205178
印　　刷　广东虎彩云印刷有限公司
规　　格　787mm×1092 mm　16 开本
印　　张　10.75
字　　数　200 千字
版　　次　2024 年 10 月第 1 版
2024 年 10 月第 1 次印刷
书　　号　ISBN　978-7-5369-9031-9
定　　价　48.00 元

《神经内科杂病中医医案实录》编委会

主　编：

袁翀飞　衡阳市中医医院

李小伟　衡阳市卫生健康委员会

陈建宏　衡阳市中医医院

副主编：

贺　辉　衡阳市中医医院

钟新林　衡阳市中医医院

肖振华　衡阳市中医医院

康桂峰　衡阳市中医医院

乐春云　衡阳市中医医院

武晓兰　衡阳市中医医院

编　委：

曾　利　衡阳市中医医院

戴　维　衡阳市中医医院

段新宇　衡阳市中医医院

贺　玲　衡阳市中医医院

蒋金华　衡阳市中医医院

李敬轩　衡阳市中心医院

廖娇莉　衡阳市中医医院

龙　照　衡阳市中医医院

马卓桢　衡阳市中医医院

欧阳滢　衡阳市中医医院

邱丽华　衡阳市中医医院

谭　冰　衡阳市中医医院

王　娟　衡阳市中医医院

张业民　衡阳市中医医院

周香意　衡阳市中医医院

作者简介

袁翀飞，中医内科副主任医师，全国名老中医药专家贺新民传承工作室负责人。2004年毕业于湖南中医药大学中医临床专业，曾先后在湘雅附二医院进修神经内科一年和广东省第二中医医院进修针灸康复。全国第六批名老中医药专家学术经验继承人，湖南省康复医学会社会康复专业委员会委员，湖南省康复医学会第五届运动疗法专业委员会委员，湖南省康复医学会疼痛康复专业委员会委员，湖南省医学会中医康复专业委员会委员。衡阳市神经内科癫痫学组委员，衡阳市医学会高压氧医学专委会副主委，衡阳市康复医学会物理医学会理事，衡阳市第十三届政协委员，2023年衡阳好医生获得者。参与课题《补阳还五汤加味对气虚血瘀型动脉粥样硬化性脑梗死急性期脂蛋白相关性磷脂酶 α_2 的影响》，发表论文5篇，从事中风脑病科临床工作19年，擅长中西医结合治疗中风病，眩晕，头痛，失眠，面瘫等疾病。

李小伟，中西医结合内科主任医师，湖南中医药大学公共管理硕士实践型导师和中西医结合内科专硕导师，现为湖南省中医药和中西医结合学会内科专业常务委员。师承湖南省名中医贺新民主任医师，全国名中医工作室学术继承人，衡阳市高层次人才，2020年获评衡阳市“好医生”。主持、参与省市级课题8项，在省级以上核心刊物发表论文14篇，共同主编专业书籍1部、编委专业书籍1部。从事中西医结合防治心脑血管20余年，擅长冠心病、高血压、心肌炎、扩心病、急慢性心衰、中风病、面神经炎、眩晕症、植物神经功能紊乱症等的中西医诊治。

陈建宏，脑病科主任，副主任医师。毕业于青海医学院，先后在湘雅医院、南方医院进修。第四届衡阳好医生，中国中药协会脑病药物研究委员会委员，省中西医结合学会脑心同治专业委员会常委，省中西医结合学会脑病专业委员常委，衡阳市心身与行为医学专业委员会副主任委员，衡阳市神经病学专业委员会常委、衡阳市脑卒中质量控制中心、神经内科质量控制中心委员。主持了湖南省中医药管理局科研课题两项及省中医药大学重点课题一项，发表论文 10 余篇。擅长脑部疾病（神经内科）的诊治，尤其是对中风、眩晕、头痛、失眠、帕金森病、高血压及神经－肌肉疾病的诊治有丰富的临床经验。

前言

中医历来重视个案经验，并通过总结和归纳，形成了丰富而独特的理论体系。在中医学史上，有许多杰出的中医名家，他们凭借卓越的医术和丰富的临床经验，为中医学的发展做出了重要贡献。笔者近几年在临床收集的一些内科医案，经过大家共同整理，提出了导师贺新民对疾病的独到见解。希望读者通过学习和借鉴这些医案，可以更好地了解中医理论，提升临床的诊断和治疗水平。希望这些医案能够继续传承下去，为更多需要中医治疗的患者带来健康与希望。

接下来对贺新民导师做一个简单的介绍。贺新民老师是湖南省名中医、全国第六批老中医药经验传承指导老师，国家名中医传承工作室指导老师，擅长中医辨证治疗中风偏瘫、顽固性头痛、神经衰弱、眩晕、面瘫、帕金森病、抽动症、冠心病、慢性心衰、周围神经病变等多种疾病。

在神经内科杂病的临床治疗中，中医具有独特优势。杂病通常指慢性、复杂疾病，治疗需要根据患者具体症状、体质等因素进行辨证分析，确定病因和病机，并制定个体化的治疗方案。针对杂病，单一治疗方法往往效果有限，综合治疗方法如中药汤剂联合针灸、推拿、拔罐等中医治疗可提高治疗效果。杂病的治疗不仅局限于中医综合治疗，还需注重饮食调理、生活方式调整等。患者需要保持良好的作息习惯、饮食规律、适当运动，以辅助中医药治疗，提高疗效。杂病患者常伴有心理问题，如焦虑、抑郁等。因此，在中医临床治疗中，心理治疗也至关重要。可以采用中医心理学的方法，如针灸、推拿、气功等，对患者进行心理疏导和治疗。

总之，中医临床治疗杂病需要综合考虑患者的具体病情、体质等因素，采用个体化的综合治疗方案。在治疗过程中，需注意调护预防和心理治疗等方面的工作，以提高治疗效果。同时，可以借鉴现代医学的诊断技术和治疗方法，以更全面地了解患者病情，制定更有效的治疗方案。

本书主要阐述了中医康复和治疗技术在神经内科疾病如中风、郁证、痹症、头痛、面瘫等常见疾病中的应用，介绍了神经内科疾病的中医认识、发病机制、治疗原则及现代医学研究进展，重点对大量医案进行了分析；体现了中医治疗策略与思考，从神经疾病的病因、病理、诊断、治疗及预防与保健方面体现了中医治疗神经疾病的独特优势。本书附录部分为中医康复与神经内科常用方剂、中医康复与神经内科常用技术操作规范等，可供广大中医临床工作者、中医院校师生及中医爱好者阅读参考。

目录

Contents

目录

第一章　中医康复与神经内科概述

神经系统由脑、脊髓及周围神经组成，其作为连接人体各个器官和组织的通路，是机体对生理功能活动的调节起主导作用的系统。神经内科作为一门独立的二级学科，主要诊疗多种神经系统疾病。近年来随着我国老龄人口的不断增多，神经内科的患者数量也在明显增加，进一步加大了神经内科临床康复工作压力及难度。

一、中医康复与神经内科的历史渊源

中医康复学是中医学的一个分支，它涵盖了很多内容，包括多种中医康复技术。中医康复学的目的是通过调节身体的机能，促进身体的自我修复和康复，达到治疗疾病和保健的目的。在神经内科中，中医康复学可以作为辅助治疗手段来使用，以帮助患者恢复功能和改善生活质量。以下是中医康复学在神经内科中的合理运用路径：首先要对患者的病情进行全面的了解和评估，包括病史、症状、体征、检查结果等。同时，需要了解患者的身体状况、心理状态、社会环境等因素对康复的影响。根据患者的病情和康复需求，制定中医康复方案。方案应包括康复目标、康复措施、康复周期和康复效果评估等内容。根据康复方案，选择合适的中医康复技术进行应用。需要注意的是，应用技术要符合患者的身体状况和病情，遵循科学、规范的操作流程，确保安全、有效。在康复过程中，需要定期评估康复效果，包括康复目标的达成程度、患者的身体状况和生活质量的改善等。根据评估结果，适时进行调整和改进康复方案，提高康复效果。

神经内科涉及的疾病类型很多，如脑卒中、帕金森病、阿尔茨海默病等，中医康复学在治疗不同疾病时需要根据具体病情进行个体化治疗，选择合适的中医康复技术。值得注意的是，中医康复学可以作为药物治疗的补充，但并不代表可以替代药物治疗。在运用中医康复技术时，需要与药物治疗相结合，达到最佳的治疗效果。中医康复技术需要严格遵循规范的操作流程，以确保安全有效。中医康复学强调生活方式的干预，如饮食调理、运动锻炼、情志调理等。这些干预措施可以辅助中医康复技术，促进患者的康复和健康。总而言之，中医康复技术在神经内科中的应用需要遵循科学、规范的原则，注重个体化、综合化的治疗，结合药物治疗、合理运用中医药材、规范操作流程、强调生活方式干预等，以提高患者的康复效果和生活质量。

二、中医康复理论用于神经内科疾病的理论基础

中医倡导“天人合一”观念，重视对疾病进行全面客观的观察、辨证和治疗。中医认为疾病实质上是由于人体内外环境因素失衡引起的一系列生理过程变化。神经内科疾病常由于身体内某个器官或系统异常导致正常神经功能受阻。中医强调“相表里”理论，即不同身体系统之间相互联系和影响，用以治疗疾病。因此，中医治疗神经内科疾病可根据具体症状选择相应治疗方法，以提升疗效。

以中风为例，研究表明中风患者的中枢神经组织在功能和结构上具有重塑和再生能力。随着患者接受治疗和康复的疗程开展，部分神经细胞可以再生，促进受损功能的恢复，有助于各种运动功能恢复。在临床上，应提高中风偏瘫患者的生活能力，使其朝着康复目标发展。现代医学康复理论认为，中风后进行康复治疗和护理可加速侧支循环的建立。康复护理措施有助于促进病变周围组织与健侧脑细胞的重组和代谢，通过学习、获得、强化、再学习、再获得强化的循环过程来加强大脑的可塑性。中医学认为，中风的病理基础是气滞血瘀，因此康复护理的治疗原则主要是通经活络和活血化瘀。中风偏瘫患者由于肢体功能障碍需要照料，容易情绪波动。对于疾病的不了解可能导致患者产生抑郁、焦虑、恐惧等不良情绪。康复过程中可通过中医心理治疗方法疏导护理，如聊天、健康教育等形式，让患者和家属了解疾病的发展、治疗和预后，给予关心和鼓励，拉近医患关系，消除不良情绪，积极配合临床治疗和康复措施。在饮食方面，中风以气虚为主，护士应指导患者多食补气食物，并根据临床症状进行饮食调整。

三、中医康复与神经内科的现代发展

神经内科疾病在病变过程中可使患者产生不同的症状，如头痛、失眠和面瘫，中医康复疗法中，针灸疗法、中药治疗、推拿按摩是应用比较广泛的治疗方法，此外还会加以其他的手段，比如情志护理、饮食干预等促进康复。

1. 针灸疗法

针灸疗法是中医治疗神经内科疾病中最常用的方法之一。在神经内科疾病治疗中，针灸疗法可以通过刺激经络，调整气血运行，恢复神经功能。例如，针灸可

以有效缓解面瘫、头痛、失眠等症状。

2. 中草药疗法

中草药疗法是中医治疗神经内科疾病的另一个常用方法。中草药对于神经内科疾病的治疗具有独特的优势，因为中草药成分中含有多种物质，能够改善身体环境，提高人体免疫力。例如，人参、黄精、枸杞等具有益气养阴的作用，适用于多种神经内科疾病。

3. 推拿按摩疗法

推拿按摩作为中医治疗神经内科疾病的一种辅助疗法，主要是通过按摩或推拿，促进经络气血的流通，增加神经系统的供氧量和营养补给，从而达到缓解疼痛、减轻肌肉僵硬、改善睡眠的效果。例如，对于颈椎病等神经内科疾病，推拿按摩可以起到显著的治疗效果。

综上，中医康复技术在神经内科疾病治疗中具有独特的优势和应用价值。中医治疗神经内科疾病的方法包括针灸疗法、中草药疗法、推拿按摩疗法等，可以根据不同病情选择相应的治疗方案。在实际应用中，需要科学合理地进行中西医结合，从而提高治疗效果，为患者带来更好的健康效益。

第二章　中风的中医康复治疗

中风是神经内科常见疾病，主要由阴阳失衡、气血瘀滞引发，可导致机体经络不畅、气血倒逆，表现为肢体功能和言语障碍，同时具有很高的致残率和病死率。因此，一旦发病，会对患者的身体健康和生命安全造成严重威胁。随着我国逐渐进入老龄化社会，中风的发病率不断增加，年轻人也逐渐成为新的高风险群体。在中风急性发作的前3个月内，科学有效的干预措施能够提高治疗效果，改善患者的预后。然而，许多患者及其家属对中风的常识了解不足，在生活中可能采取错误的康复措施，从而降低康复效果。

一、中风病名解析与历史沿革

（一）中风病古籍相关病证名举隅

中医学认为，中风病的发生与“风”密切相关。“中风”作为现代中风病的通俗名称，在古籍中其内涵几经演化，不可简单理解为现代医学意义上的中风病。从先秦到两宋时期，“风”通常指代外来的风邪，概念较为宽泛，并包含了许多类比与象征的内容，“中风”一词涵盖的范围远超过现代中风病。自金元时期起，人们开始重视“风自内生”的理论，对中风病的专门研究逐渐形成，“中风”才渐渐成为特指中风病的名称。

中风，又称脑卒中，是一种由于人体气血内虚，在劳倦内伤、忧思恼怒、嗜食肥甘厚味、抽烟饮酒等因素的作用下，引起脏腑阴阳失调，气血逆乱，直冲入脑，导致脑脉阻塞或血液溢出脉外的脑部疾病。其临床症状包括突然昏迷、半身不遂、口眼歪斜、言语不利和偏身麻木。中风具有发病急、变化快的特点，犹如风邪善行数变，且多发生在中老年人群中。

中医将中风分为中经络和中脏腑。中经络病位较浅，病情较轻，无神志改变，仅表现为口眼歪斜、言语不利、半身不遂等。中脏腑病位较深，病情较重，主要特点为神志不清。中医学对中风病的理论认知不断演进，经历了认识单一症状到认识系统疾病的过程，各代医籍中所载相关病证名称繁多，范畴不清，难以穷举，其命名方式可以概括为以症状、病因、病情、病性命名4种。

1. 以症状表现命名

（1）神识昏蒙　中风病重症可见神识障碍，在古籍中病名表述主要有：击仆、僵仆、眴仆、暴仆、昏仆、煎厥、薄厥、大厥、暴厥、厥巅疾、风癔、卒中、厥中等。

（2）语言不利　语言不利为中风病主症之一，在古籍中病名表述主要有：喑、喑痱、风喑、舌喑、暴喑、哑风、舌强不语、失音不语、神昏不语、口噤不语、言謇、语涩、语言謇涩、语言不正等。

（3）口舌㖞斜　口舌歪斜为中风病主症之一，也是中医古籍中最早记载的中风病症状之一，在古籍中病名表述主要有：风口、口眼㖞斜等，仍需与吊线风、猪头风、季春痹等面神经麻痹引起的口面歪斜进行甄别。

（4）肢体不遂　肢体不遂为中风病主证之一，也是中医古籍中最早记载的中风病症状之一，在古籍中病名表述主要有：偏枯、鬲偏枯、风偏枯、虚劳偏枯、偏枯风、偏痹、痱、风痱、痱中、半身不遂、半身不举、风半身不遂、瘫痪、风瘫、风缓、左瘫右痪、瘫风、痪风、半肢风，表意主要为肢体不利、萎废不用，仍需与其他原因引起的肢体症状相甄别，如《外科发挥·卷三·臀痈》载"若失治，为弯曲偏枯，有坚硬如石，谓之石疽"之语，乃由痈疽失治引起的肢体不利。

（5）肢体感觉异常　肢体感觉异常为中风病主症之一，在古籍中病名表述主要有：风不仁、麻木等。

（6）其他症状　其他中风病相关症状名称：口噤、风口噤、风角弓反张等。

2. 以病因命名

（1）脏腑中风　脏腑中风包括肝中风、心中风、脾中风、肺中风、肾中风，相关论述最早见于《素问·风论篇》。

（2）大风　大风之名，源于《内经》，在后世医籍中时有所见。中医古籍中"大风"盖有两义，一指风气，一指疾病名称。指风气，即自然风气之暴烈者，易致人病。"大风"作为疾病名具有两种内涵。其一是指中风病，如《丹溪心法附余·卷一·预防中风》载："觉大拇指及次指麻木不仁，或手足少力，或肌肉微掣者，此先兆也，三年内必有大风之至。"其二指疠风，如《素问·长刺节论篇》载："病大风，骨节重，须眉堕，名曰大风。"

（3）偏风　偏风之名，源于《内经》，为中风病古籍病名之一。《素问·风论篇》载：

"风中五脏六腑之俞，亦为脏腑之风，各入其门户所中，则为偏风。"此"偏风"意指风入"五脏门户"为病；《诸病源候论·卷一·风病诸候上》载："人体有偏虚者，风邪乘虚而伤之，故为偏风也。其状，或不知痛痒，或缓纵，或痹痛是也。"此"偏风"意指以肢体偏痹为主要症状表现的疾病；《医说·卷三·诸风》载："偏风，口眼㖞斜。"意指以口眼歪斜不正为主要症状表现的疾病。

(4)急风与缓风　急风与缓风之名，见于魏晋时期，是风邪致病理论进一步丰富的结果。如《肘后备急方·卷三·治中风诸急方第十九》言："治卒中急风，闷乱欲死……若中缓风，四肢不收。"临证多以发病速度及肢体缓急表现进行区分。

(5)贼风　贼风，多指由缝隙侵袭人体的不正之风，具有风起隐匿、发病急骤的特点。《识病捷法·卷之六·中风门有三十六名》载"贼风"发病"身体拘急，舌强言涩，手足不遂"，与中风病表现相近。

(6)盛风　盛风，指代风疾邪盛而引起的语言謇涩等证，如《医说·卷三·诸风》载："盛风，语言謇涩。"

(7)内风　内风之名，最早见于《素问·风论篇》，为伤于房劳，汗出中风而引起的病证，仍属于广义风病范畴。金元以后，内因生风理论渐为主流。

(8)非风　非风，由张景岳提出，《景岳全书·卷之十一·非风·论正名》载："非风一证，即时人所谓中风证也。"

(9)真中风、类中风　真中风、类中风最早由王履提出，为中风病分类，其由风邪引起的中风病为真中风，由内伤因素引起的中风病为类中风，包括中火、中虚、内中湿(中痰)。

3. 以病情命名

(1)微风　微风之名，见于《素问·调经论篇》："肌肉蠕动，命曰微风。"常指代中风病。

(2)小中　小中之名见于《医说·卷三·诸风·小中不须深治》："风淫末疾，谓四肢，凡人中风，悉归手足故也。而疾势有轻重，故病轻者，俗名小中。"为中风轻证，仅见手足症状者。

(3)暗风　暗风常见于中风病眩晕发作的描述，如《素问玄机原病式·六气为病·火类》载："至极则死，微则发过如故，至微者，但眩瞑而已。俗云暗风，由火甚制金不能平木，故风木自甚也。"《医说·卷三·诸风·辨诸风证》载："暗风，头旋眼黑，不辨东西。"

(4)小中风　小中风之名，见于《景岳全书·卷十七·眩晕》："不知忽止者，以气血未败，故旋见而旋止，即小中风也。”为中风先兆，见眩晕不止者。

4. 以病性命名

(1) 实中、虚中　对中风虚实证候的分类，见于《寿世保元·卷二·中风》：“中风手足软弱，不能举动，外症自汗者，虚中风也。若手足强急，口眼斜，伸缩痛者，实中也。”

(2) 阴中、阳中　对中风寒热表现的分类，《文堂集验方·卷一·中风·总论》载：“阳中者面赤，牙关紧闭，目上视，身强直，手拳掉眩。阴中者面青白，痰喘，手足冷，多汗。”

（二）中风病因病机的中医解读

在现代医学中，中风是一种脑血管疾病，是临床治疗中的重要难题。无论是发病率、致残率还是死亡率，这种疾病都居高不下。患者可能会突然昏倒并丧失知觉，或者出现嘴歪眼斜、语言不流利或半身不遂等症状。临床上可以对中经络和中脏腑情况进行区分。若属于中经络，患者病情相对较轻，不会出现神志不清的现象，表现为语言不流利、嘴歪眼斜等症状；若属于中脏腑，病情会深入五脏六腑，影响神志清晰程度，导致较高的致残率和致死率。

中风的病因病机，本质上可以用“阴阳失调”来概括。病情直达患者脑部，或影响五脏六腑。患者自身阳亢阴虚，在外界诱因的作用下，会表现出气虚瘀血、阴阳失调等症状。肝肾阴虚是中风的病理基础，肝肾阴虚与肝阳上亢相互影响，再加上患者饮食不规律、情绪波动大等外部因素，会导致气血直冲脑部。气血上涌时，患者可能突然失去知觉，昏倒在地。总体来看，中风与患者五脏六腑功能紊乱密不可分，脾功能受损和阳气不足都是导致瘀血停滞的重要原因。如果情况严重，心火可能在经络中乱窜，进一步影响患者语言功能。由此可见，中风与肝肾阴虚密切相关，两者相互作用。

（三）中风的辨证分型与施治原则

中医内科对中风病的辨证分型非常重要。中医辨证分型是根据中风病患者的临床表现和辨证特点，将患者分为不同的类型，以指导治疗和药物选择。其辨证分型包括气虚血瘀型、痰湿阻络型、热毒内蕴型和肝肾阴亏型等。每种类型的中风病患者表现出不同的临床症状和辨证特点，需要针对性地进行治疗。

1. 气虚血瘀型

气虚血瘀型是中风病的一种常见类型。患者多为中年或老年人，常见症状有面色苍白、舌质淡、脉象细弱等。辨证特点是气虚血瘀，需要通过补气活血的方法进行治疗。常用的中药有黄芪、当归、川芎等，同时可以配合针灸疗法，如扎血络、刺血等。

2.痰湿阻络型

痰湿阻络型是中风病的另一种常见类型。患者多为体质肥胖、湿重的人群，常见症状有口苦、痰多、舌苔厚腻等。辨证特点是痰湿阻络，需要通过化痰祛湿、通络活血的方法进行治疗。常用的中药有半夏、陈皮、赤芍等，同时可以配合推拿疗法，如捏脊、揉腰等。

3.热毒内蕴型

热毒内蕴型是中风病的一种较为复杂的类型。患者多为年轻人，常见症状有口渴、烦躁、舌红、脉象数等。辨证特点是热毒内蕴，需要通过清热解毒、凉血散结的方法进行治疗。常用的中药有连翘、金银花、丹参等，同时可以配合艾灸疗法，如艾炷、艾条等。

4.肝肾阴亏型

肝肾阴亏型是中风病的一种特殊类型。患者多为久病体弱、精神压力大的人群，常见症状有头晕、耳鸣、腰膝酸软等。辨证特点是肝肾阴亏，需要通过滋阴养血、益肾安神的方法进行治疗。常用的中药有首乌藤、熟地黄、酸枣仁等，同时可以配合推拿疗法，如按揉太冲穴、涌泉穴等。

中风病的辨证分型是中医内科治疗中风病的重要依据，不同的辨证分型需要采取不同的治疗方法和药物。但需要指出的是，中医辨证分型并不是一成不变的，患者的辨证类型也可能存在变化，所以在治疗过程中需要根据患者的病情变化进行调整。

中风的治疗原则，包括以下几点：①超早期治疗，力争在发病后尽早选用最佳的治疗方案。②个体化治疗，根据病人的年龄、脑卒中类型、病情的严重程度和基础病等，采取最适合的治疗方式。③整体治疗，采取针对性的治疗，同时进行支持疗法、对症治疗和早期的康复治疗，对脑卒中的危险因素，及时采取预防性的干预。

（四）中风诊断要点

中风是一种在临床上常见的重大疾病，我国早在古代就对中风有所认识。《黄帝内经》中详细记录了中风的症状，包括突然倒地、昏迷不醒、抽搐、身体一侧瘫痪及面部抽搐等。《内经》认为中风的病因非常复杂，精神受到刺激、过度疲劳、不合理的饮食及患者的体质条件都可能诱发中风，且病变主要发生在头部。

不仅仅是《内经》，历史上各个朝代对中风的研究一直在不断地进行。以唐朝和宋朝为界，在此之前，中医学说更倾向于“外风”的理论，将中风归因于外邪侵袭身体内虚；而在此之后，中医学说的研究重点开始转向“内风”。此时，关于中风的理论逐渐发展，包括“正气虚”“心火旺盛”“湿痰生热”“内伤积损”“气虚血瘀”等诸多学说。

(1)诊断特异性症状

中风常见于超过40岁的人群中，病发较为突然。典型的临床症状包括半身不遂、突然昏倒、嘴歪眼斜、半身麻木、言语不利等，轻微症状可能表现为头晕目眩、半身麻木等。中风患者通常有心血管病史，可能受情绪、身体疲劳、饮食等因素影响而发病。

(2)和其他病症鉴别要点

痉挛与中风的区别在于症状表现的先后顺序，中风患者在发病时会先处于昏迷状态，并有可能出现抽搐，而痉挛患者则是在抽搐后才出现神志不清的情况。此外，在时间上，中风引起的抽搐持续时间较短，而痉挛持续时间可能较长。另外，痉挛患者不会出现半身麻木、嘴歪眼斜等症状。

惊厥与中风的区别在于持续时间，惊厥患者不会长时间处于症状状态，而且很有可能自行苏醒。而中风患者则不会出现持续较长时间的昏厥及其他症状如嘴歪眼斜等情况。

痿症与中风的区别在于发病时间和症状表现，痿症通常为慢性疾病，而中风往往突然发病。此外，痿症主要导致肢体瘫痪，而中风多表现为偏瘫症状。

癫痫与中风的区别在于临床表现，癫痫发作时会有不规律叫声、口吐白沫及肢体抽搐等症状，而中风患者则没有声音表现。此外，癫痫发作后患者通常会自行苏醒，而中风患者则需要外界干预治疗，且容易出现后遗症。

（五）中医药针对中风的治疗思路

首先，可以选用羌活、防风、鸡血藤、当归、红花、赤芍、丹参等药材，旨在达到祛风、活络、化瘀的效果，主要目标是祛除外风。依据现代医学理论，这些具有刺激性味道的风药能够帮助血管扩张，从而加速心脑血管的血液循环，确保脑组织得到正常的供氧量，进而有助于患侧肢体的恢复。

其次，应当特别注重提神醒脑及活血化痰。根据中医理论，单独使用血药因其性阴，很难达到通筋活络的效果，因此需要与痰药搭配使用。现代医学认为，祛瘀药能促进进一步的血管扩张，从而改善患者体内的微循环环境，防止血液持续黏滞。通过血药与痰药的共同作用，可以进一步降低血管阻力，清除脑梗死患者体内的氧自由基，防止自由基对神经系统造成损害。

另外，应当重视气血的调节。中医认为中风的病理是气血直冲脑部，因此需注重调理气血，通血活络，以确保脑血流量得到有效保障，进而使血液黏滞度减少到最低程度，从而减少患者的疗程，提高预后康复的质量。

（六）中风的诊疗策略

中风病是在气血内虚的基础上，因不良的生活习惯和情绪问题等引发脏腑阴阳失调，气血逆乱，直冲脑部，导致脑血管痹阻或出血；临床表现为突然昏倒，半身不遂，口角歪斜，言语不清或无法言表，感觉丧失等症状；中风发病急、病情变化快，多发生在中老年人。这类疾病类似于急性脑血管病，又称脑卒中，是一类以急性起病，局部或全面脑功能缺失为共同特点的血管疾病，包括缺血性中风和出血性中风两种类型。

除了以上所述的主要表现，临床上还可以包括突然昏倒、半身瘫痪、口角歪斜、言语不流利或不说话、麻木等症状。即使患者同时出现其中一两个症状但程度较轻，也可以被称为“类中风”，仍然属于“中风病”范畴。

中风是一种病变，主要出现在脑部，病理类型可分为虚实两种。患者如果出现神志不清等症状，说明有外邪堵塞了脑窍，病情较为严重；如果出现了昏迷、瞳孔异常、呕血、抽搐等情况，说明病情已经危及生命。另外，如果患者表现出肢体不遂、口角歪斜、言语困难、半身麻木等症状，可以认为病情较轻，经过及时治疗后通常预后良好，但大约有3/4的中风患者会留下不同程度的后遗症。

1. 诊断要点

（1）疾病诊断

中风临床症状包括神志昏蒙，半身不遂，口舌歪斜，言语謇涩或语不达意，甚至可能出现全身麻木的情况。其他可能的症状还包括头痛、眩晕、瞳孔变化、饮水吞咽困难、眼球不自主转动及步态不稳。中风的起病情况多样，有的起病急，症状迅速加重，而有的可能为渐进式发展，甚至有的在短时间内骤然起病。出血性中风通常起病急骤，症状迅速达到高峰，而慢性中风则往往以较安静的状态起病，病情逐渐加重，或者患者有类似症状的反复发作史。此外，少数缺血性中风患者可能会突然发病，病情进展迅速，伴有严重的神志丧失。

发病前多有诱因，常有先兆症状。可见眩晕、头痛、耳鸣，突然出现一过性言语不利或肢体麻木，视物昏花，1日内发作数次，或几日内多次复发。发病年龄多在40岁以上。

具备以上临床表现，结合起病形式、诱因、先兆症状、年龄即可诊断中风病。另外，结合影像学检查(头颅CT或MRI)也可明确诊断。

(2)病类诊断

中经络：中风病而无神志昏蒙者。

中脏腑：中风病而有神志昏蒙者。

起病即出现眩晕、视一为二、瞳神异常、饮水发呛等临床表现者，病情多迅速加重，直中脏腑而出现神志昏蒙。

(3)病期诊断

急性期：发病2周以内，神昏者可延长至发病4周。

恢复期：发病2周至6个月。

后遗症期：发病6个月以后。

(4)证候特征

风、火、痰、瘀、气虚、阴虚阳亢是中风病常见的证候要素，在中风病主证的基础上各证候要素的主要临床特征如下：

风证：起病急骤，病情数变，肢体抽动，颈项强急，目偏不瞬，头晕目眩等。

火热证：心烦易怒，躁扰不宁，面红身热，气促口臭，口苦咽干，渴喜冷饮，大便秘结，舌红。

痰证：口多黏涎或咳痰，鼻鼾痰鸣，表情淡漠，反应迟钝，头昏沉，舌体胖大，苔腻，脉滑等。

血瘀证：头痛肢痛，口唇紫暗，面色晦暗，舌背脉络瘀张青紫，舌质紫暗或有瘀点、瘀斑等。

气虚证：神疲乏力，少气懒言，心悸自汗，手足肿胀，肢体瘫软，二便自遗，脉沉细无力等。

阴虚阳亢证：心烦不寐，手足心热，盗汗耳鸣，咽干口燥，两目干涩，舌红少苔或无苔等。

2.辨证论治

中风病在急性期常表现为风、火、痰、瘀等症状，而在恢复期和后遗症期则常转变为气虚、阴虚或伴有痰瘀等情况。中风病的症状变化迅速，医生应根据病情发展的不同阶段，识别出相应的病情要素和其组合特征，以指导临床用药和判断患者的预后。要注意证候的动态特征，确保及时准确地进行辨证施治。

(1)急性期的治疗

发病不久后，病情常会急剧恶化，甚至在一周内仍有继续加重的可能。针对中脏腑痰热内闭清窍的情况，治疗方法主要是清热化痰、醒神开窍；对于腑气不通的情况，则需要及时进行通腑泻热的处理；对于痰湿堵塞清窍的情况，主要采取涤痰开窍的方法，如果同时存在气虚的情况，则需要及时辅助正气；对于中经络受阻的情况，治疗方法主要是息风化痰、活血通络；对于缺血性中风患者，则可以选择具有活血化瘀作用的中药注射液进行静脉滴注。

表 2-1　中经络的诊疗策略

证型	证候	病机	治法	方药
风痰阻络证	半身不遂，口舌歪斜，言语謇涩或不语，偏身麻木，头晕目眩，痰多而黏，舌质暗淡，舌苔薄白或白腻，脉弦滑	肝风夹痰上扰清窍，气血逆乱，脑脉痹阻，经络不畅	息风化痰，活血通络	化痰通络汤加减
风火上扰证	半身不遂，口舌歪斜，舌强言謇或不语，偏身麻木，眩晕头痛，面红目赤，口苦咽干，心烦易怒，尿赤便干，舌质红绛，苔黄腻而干，脉弦数	肝郁化火，风动，血逆乱，直冲犯脑	平肝息风，清热泻火	天麻钩藤饮加减
痰热腑实证	半身不遂，口舌歪斜，言语謇涩或不语，偏身麻木，腹胀，便干便秘，头痛目眩，咳痰或者痰多，舌质红，苔黄腻，脉弦滑或偏瘫侧弦滑而大	痰热上扰清窍，阻滞中焦，气机升降失常，腑气不通	化痰通腑	星蒌承气汤加减。瓜蒌 30g，胆南星 6g，大黄后下 9g，芒硝冲服 9g

表 2-2 中脏腑的诊疗策略

证型	证候	病机	治法	方药
痰热内闭证	起病急骤，神志昏蒙，鼻鼾痰鸣，半身不遂，肢体强痉拘急，项强身热，气粗口臭，躁扰不宁，甚则手足厥冷，频繁抽搐，偶见呕血，舌质红绛，舌苔褐黄干腻，脉弦滑数	风夹痰热上犯于脑，气血逆乱，清窍闭塞，神机失用	清热化痰，醒神开窍	羚羊角汤加减，配合灌服或鼻饲安宫牛黄丸。羚羊角粉冲服 0.6g，珍珠母先煎 30g，竹茹 6g，天竺黄 6g，石菖蒲 9g，远志 9g，夏枯草 9g，牡丹皮 9g
痰蒙清窍证	神志昏蒙，半身不遂，口舌歪斜，痰声辘辘，面白唇暗，静卧不烦，二便自遗，或周身湿冷，舌质紫暗，苔白腻，脉沉滑缓	湿痰内蕴，夹内生之风，蒙塞清窍，脑髓血脉受损，神气伏匿不出。	温阳化痰，醒神开窍	涤痰汤加减。配合灌服或鼻饲苏合香丸
元气败脱证	昏愦不知，目合口开，四肢松懈瘫软，肢冷汗多，二便自遗，舌蜷缩，舌质紫暗，苔白腻，脉微欲绝	痰湿蒙神或痰热内闭日久，耗伤正气，元气败脱。此证多见于病情危笃之时，属中风危候，多难救治	扶助正气，回阳固脱	参附汤加减。生晒参单煎 15g，附子先煎 9g

发病1～2周后神志清醒的患者可以根据中医经络辨证进行治疗，重点是化痰通络。对于缺血性中风，可以继续选择活血化瘀的中药注射液。如果风邪逐渐减退，热象不明显，而正气不足，则应尽早加入甘平益气的药物来增强正气。患者生命体征稳定后，应及早进行康复治疗，同时可考虑采用针灸治疗(表2-1、表2-2)。

(2)恢复期的治疗

发病2周以后病情平稳者，辨证宜选用益气活血、育阴通络的方药治疗，仍以痰瘀阻络为主者可使用化痰通络法。此阶段应加强康复训练，并配合针灸治疗。

常见证候的辨证论治见表2-3。

表 2-3 恢复期常见证候的辨证论治

证型	证候	病机	治法	方药
气虚血瘀证	半身不遂，口舌歪斜，言语謇涩或不语，偏身麻木，面色发白，气短乏力，自汗出，心悸便溏，手足肿胀，舌质暗淡，有齿痕，舌苔白腻，脉沉细	正气不足，血行不畅，瘀滞脑脉，阻滞经络	益气活血	补阳还五汤加减。黄芪 30g，当归 9g，桃仁 9g，红花 9g，赤芍 15g，川芎 6g，地龙 9g
阴虚风动证	半身不遂，口舌歪斜，言语謇涩或不语，偏身麻木，眩晕耳鸣，手足心热，咽干口燥，舌质红而体瘦，少苔或无苔，脉弦细数	阴虚，风邪阻络	育阴息风，活血通络	育阴通络汤加减。生地黄 15g，山茱萸 9g，钩藤（后下）15g，天麻 9g，丹参 15g，白芍 9g

（3）后遗症期的治疗

中风后遗症期需要加强康复训练，采用中药、针灸、推拿等综合治疗方法，有助于促进语言和肢体功能的恢复，改善患者认知功能、情感障碍和生活质量，以及预防复发。在诊断为气虚血瘀、阴虚风动或阴虚血瘀症候的大部分患者中，可以选择补阳还五汤、育阴通络方等中药进行治疗。对于肝肾亏虚、肾阳不足的患者，可使用滋补肝肾、温肾助阳的治疗方法，例如六味地黄丸、金匮肾气丸或地黄饮子，以促进康复效果。

以言语謇涩或不语为主要症状者，可辨证服用中药并配合针灸治疗。痰浊阻窍者，以除痰开窍为法，可选《医学心悟》的解语丹加减：药用天麻9g，全蝎6g，白附子6g，制天南星6g，天竺黄6g，石菖蒲9g，郁金9g，远志9g，茯苓9g。肝肾不足者，治以补肝肾、益脑髓，可选地黄饮子合解语丹加减：药用熟地黄15g，山茱萸9g，茯苓15g，肉苁蓉15g，巴戟天9g，石菖蒲9g，远志9g，郁金9g，制天南星6g，天竺黄6g。

肢体痉挛为主者，给予中药、针灸、推拿治疗，并积极进行康复训练。可选用芍药甘草或枳实芍药散加减，以柔肝缓急，舒筋活络。

吞咽障碍为主者，予化痰开窍法治疗，选用解语丹或涤痰汤加减治疗。兼有肝肾不足者，合用金匮肾气丸或左归丸等补益肝肾之品。同时配合针灸治疗，并在专业人员指导下进行吞咽训练。

中风后逐渐出现近事遗忘、反应迟钝者，应注意防治中风后痴呆，以滋补肝肾、化痰开窍、活血通络等法治疗。具体治疗原则和辨证论治方药参照健忘、血管性痴呆。

3. 其他治法

(1) 针刺

体针：中经络者，主穴水沟、百会、内关、极泉、尺泽、委中、三阴交、足三里。风痰阻络者，加丰隆、合谷；痰热腑实者，加曲池、内庭、丰隆；风火上扰者，加太冲、行间。

中脏腑者，主穴水沟、素髎、百会、内关。闭证者，加十宣、合谷、太冲；脱证者，加灸关气海、神阙。

上肢不遂者，加肩髃、曲池、手三里、合谷；下肢不遂者，加环跳、阳陵泉、阴陵泉、风市。

口角㖞斜者，加颊车、地仓；足内翻者，加绝骨、丘墟透照海；足外翻者，加中封、太溪；足下垂加解溪、胫上；便秘者，加丰隆、支沟；尿失禁、尿潴留者，加中极、曲骨、关元；言语不利者，加廉泉、金津、玉液点刺放血；吞咽障碍者，加风池、完骨、天柱。

头针：头皮运动区、感觉区、言语一区、言语二区，毫针平刺入头皮下，快速捻转1～2分钟，每次留针30分钟，留针期间反复捻转2～3次。

(2) 推拿

推拿对于增加全关节活动度、缓解疼痛、抑制痉挛等，都可起到很好的作用。施术时应注意避免对痉挛肌群的强刺激。常用揉、捏法，亦可配合其他手法。

(3) 中药熏洗

中风恢复期患者若出现患侧手指增粗或发亮，手掌皮肤粗糙、变厚，中医称之为“手胀”。可采用经验方“复元通络液”局部熏洗。药物组成：川乌9g，草乌9g，当归15g，川芎I5g，红花15g，桑枝15g，络石藤30g。以上药物煎汤取1000～2000mL，煎煮后趁热以其蒸汽略熏蒸病侧手部，待药水降温后，洗、敷胀大的手部及病侧的肢体，1日2次。

(4) 康复训练

中风病患者，在神志清楚，没有严重精神、行为异常，生命体征平稳，不伴有严重的并发症、合并症时，即可开始康复方法的介入，但需注意康复方法的选择。中风急性期患者，以良肢位保持及定时体位变换为主。良肢位是从治疗角度出发而设计的一种临时性体位，对抑制痉挛模式、预防肩关节半脱位、早期诱发分离运动能起到良好的作用。

仰卧位：头部放在枕头上，面部朝向患侧，枕头高度要适当。双上肢置于身体的两侧，患侧肩关节下方垫一个枕头，使肩关节向前突。上肢肘关节伸展，置于枕头上，腕关节保持背伸位(约30°)，手指伸展。双下肢自然平伸，患侧膝关节外下方垫一软枕或卷好的毛巾，防止髋关节外旋。患侧踝关节保持中间位，防止足尖下垂。

患侧卧位：患侧肢体在下方，肩胛带向前伸、肩关节屈曲，肘关节伸展，前臂旋后，腕关节背伸，手指伸展。患侧下肢伸展，膝关节轻度屈曲，踝关节轻度跖屈。健侧髋关节屈曲。膝关节屈曲，踝关节呈跖屈位。

健侧卧位：健侧肢体在下方，患侧上肢向前伸，抬起肩胛骨，肩关节屈曲，胸前放置一枕头，肩、肘关节放置于枕头上如抱物状，腕关节轻度屈曲，手指伸展。患侧髋、膝关节屈曲，置于枕头上。健侧髋关节伸展，膝关节轻度屈曲。

针对意识不清或无法主动运动的患者，需要进行被动关节维持训练活动以防止关节挛缩，促进运动功能的改善。而对于意识清醒、能够配合的患者，康复治疗师可指导他们逐步进行体位变化的训练、平衡反应的训练及抑制肢体痉挛的训练。这些训练都有助于提高患者的运动功能和生活质量。

为了促进偏瘫恢复，中医治疗通常选择养血柔肝、舒筋缓急的药物。结合中医经络理论和现代康复学理论，针灸治疗可以有效减轻痉挛。此外，中药煎汤熏洗直接作用于患侧肢体，有助于舒筋活络，减轻疼痛和肿胀，对缓解痉挛也具有显著效果。

(5)调摄与预防

密切观察病情和患者情绪变化，留意神志、瞳孔、呼吸、脉搏、血压等指标。对于中风后出现情绪低落或波动的患者，及时发现并进行治疗十分重要。保持呼吸道通畅，定时翻身拍背，并鼓励患者咳嗽。针对咳嗽困难且有大量痰液的患者，可以考虑使用超声雾化治疗，同时可以通过鼻饲竹沥水清化痰热。此外，对于皮肤和口腔的护理也至关重要，以预防肺部、口腔、皮肤及泌尿系感染的发生。如果发现皮肤发红，可以增加按摩次数或使受压部位皮肤悬空。另外，复元通络擦剂(包括草红花、川乌、当归、川芎)可被用于按摩受压皮肤，促进血液循环。

急性期病人应该保持卧床休息，注意良好的肢体位置。一旦病人的神志状态好转或病情稳定，就应该尽早开始系统、规范的言语和肢体功能康复训练，可以结合中医传统的针灸、推拿等方法，循序渐进地进行康复。对于昏迷的病人，可以通过鼻饲流质饮食进行喂养。饮食宜清淡，热证患者适宜食用甘寒之品，忌食辛香燥烈之品；痰证患者忌食肥甘厚味之品；气虚患者宜食益气健脾之品；阴虚患者则应主要进食养阴清热的食品。

预防中风病需要做到“未病先防”和“既病防变”。对于那些长期患有心悸、眩晕、消渴、头痛等症状的人群，应积极进行治疗，以防止中风病的发生。如果出现眩晕、头痛、耳鸣等肝阳上亢的症状，可以采用平肝潜阳法，选择天麻钩藤饮进行加减调配；若出现头晕、头重或头昏沉、口腔黏腻、舌苔厚腻、舌质紫暗等痰瘀内阻症状，则可使用化痰通络法，采用半夏白术天麻汤进行加减调配；如果主要表现为头痛、四肢麻木、口唇紫暗、舌质紫暗或有瘀斑、瘀点等症状，则应该活血通络，选用血府逐瘀汤进行加减调配。

若患者出现眩晕、头痛、一过性视物不清、言语不利、手足麻木或无力、口角流涎等视为中风先兆，应及时诊治，避免发展为中风。风痰阻络者，以息风化痰，活血通络法治疗；肝风内动者，以平肝息风，活血通络法为主，也可酌情选用活血化瘀的中药注射液静脉滴注。

一旦发生中风，应尽早进行治疗，以防止病情进一步恶化。同时，需根据患者的病史、病变性质及中医证候特征，制定个性化的治疗与预防方案，避免中风复发。

二、中风的研究进展与未来方向

1. 中风的现代医学研究进展

参照最新国家中医药管理局脑病急症协作组《中风病诊断与疗效评定标准(试行)》及全国脑病协作组《中风病辨证诊断标准》进行诊断。

(1) 急则治其标　急性期标实症状突出，急则治其标，治疗当以祛邪为主，中经络者常以平肝息风、化痰通腑、活血通络为法；中脏腑闭证当以通腑醒神、豁痰开窍为法；脱证则以救阴、回阳固脱为法；“内闭外脱”可以醒神开窍与扶正固脱兼用。

(2) 加强对后遗症的管理和治疗　治疗脑卒中后遗症需要及时发现和及时治疗，否则会导致严重的神经功能损伤，治疗复杂且难以康复。治疗后遗症需要综合恢复治疗和康复训练，早日使患者恢复到正常生活。随着中风的认识加深和中医学的研究发展，传统的西药治疗和基础康复治疗效果不明显，治疗时间长且痛苦，因此需结合中成药、中医针灸和康复训练，可缓解临床症状，加快患者康复进程。

(3) 多种治疗方法并举　中成药对脑卒中后遗症患者治疗效果渐佳，能改善患者机体功能，使患者逐渐康复。配合针灸疗法刺激穴位，促使神经功能逐渐恢复正常。针灸的主要作用是对患者患侧的神经实施刺激，促进神经纤维活动并改善血液循环，最终使患侧逐步恢复正常功能。

(4)还需为患者制订适当的康复训练计划　该计划应根据患者病情的严重程度进行调整。起初，患者应进行简单的肢体和发音训练，这些训练可以涵盖诸如进食、穿衣、洗漱和日常活动等方面。每天坚持训练对患者十分重要，同时要向患者家属提供详细指导，确保康复训练的正确进行。随后，在日常生活中逐渐增加患者的活动量，并引入一些较为复杂的动作，家属需要在旁边保护，防止不良事件发生。康复训练应采取循序渐进的方式，促进患者肢体和语言功能的恢复，使其早日重新融入正常生活。

2. 中医治疗中风病的新思路与新方法

近年来，治疗中风的手段不断创新，针灸在改善中风病患者的早期和急性期及康复期症状方面发挥着不可替代的作用。针刺在治疗中风方面已经显示出良好的疗效，且治法多样，操作方便、副作用少、前景较好。然而传统针刺疗法属于侵入性治疗，存在感染、疼痛、晕针等副作用，这些副作用的存在限制了传统针灸的应用，因此需要寻找一种具有无(微)创痛、无菌、强度可调，安全，适用范围广等特点的针灸方法。无创痛“针灸”“无创痛穴疗学”作为传统针灸的发展，目前已形成了一门独立的学科，发展了20余种无创痛穴位疗法，内容涵盖了多种现代科技如超声波、音频电、激光、红外线、紫外线、药物离子导入等电、磁、冷、热的治疗成果。电刺激正是其中一种临床应用广泛，疗效确切的穴位疗法。越来越多的基础及临床实验证据表明，电刺激是促进神经康复的有效手段，特别对缓解疼痛及改善慢性脑卒中患者的躯体功能具有良好的疗效。经皮穴位电刺激作为其中的一种非侵入性疗法，没有传统电针可能导致的感染、疼痛、晕针等副作用，且具有操作方便、副作用小、疗效可靠的优势，值得国内临床推广应用。

3. 中风病的预防策略

常规的中风后期预防管理方式包括物理治疗、语言治疗、职业治疗、认知康复等，能够在一定程度上改善患者的身体健康，提高其运动、感觉、言语和认知功能，但康复效果有限，且患者的依从性相对较低。中医对中风的干预通过对患者体质的识别和评估，制订个性化的干预计划，从而达到预防和治疗疾病、促进康复的目的。

康复可以帮助患者恢复神经系统功能，提高其生活质量。但是，由于人体神经系统的复杂性，导致其疾病恢复过程时间较长，对于某些情况较为严重的疾病，无法起到治愈的效果。此外，神经内科康复需要患者具有较高的配合度，按照治疗师的指导进行练习和锻炼，如果患者缺乏积极性，治疗效果可能会受到影响。因此，提高患者康复依从度，加强患者康复的信心，提高康复效果，对于神经内科患者疾病康复意义重大。中医干预预防疾病是一种以中医体质为基础，通过中医诊断和辨证施治的方式，对人体体质进行干预从而预防疾病的方法。它可以通过多种途径，调整人体的生理和心理状态，提高人体免疫力和自愈能力，达到康复的目的。

在对神经内科疾病患者进行疾病康复管理的基础上，纳入了中医调养管理理念。中医调养理念在疾病的康复管理中，能够从辨证理念出发，通过判断患者体质特点，合理运用中医适宜技术和药物，实现了提升疾病康复管理质量的效果。中医的疾病调养理念提倡“法于自然，顺时养生”，尊崇四季养生的原则，关注气候变化、昼夜变化、四季温度等对病情进展的影响。提倡通过整体调整观念、因人制宜理念、治未病等方法平衡机体内环境，提高机体免疫力。患者的接受度较高，是临床疾病康复管理和延续性管理的可行途径。注重从中医辨证及整体的角度评估患者的机体功能状态，并适当应用中医调养理念进行神经功能的恢复。且关注中医药的合理应用，通过分析病因病机、证候要点、患者体质特点，对各个阶段的康复内容及方法进行梳理和分类，合理应用活血化瘀及提升机体免疫力的药物。

康复机器人辅助康复训练是当今国内外康复领域的研究热点之一。机器人辅助康复训练具有许多优势，例如可以精确控制患者肢体的力和运动，记录详细的治疗数据和图像，为临床医生提供客观准确的治疗和评价参数，最大限度地提高康复效果和效率。尽管机器人在当前阶段仅能辅助单个肢体进行简单的大关节运动训练，其功能相对单一，难以解决临床康复中的多种实际问题，尤其是中风后痉挛的康复问题。为了改善机器人康复的疗效，有必要将其与其他临床康复方法有机结合，以提高临床效果并扩展治疗手段。

4.贺新民中风医案分析与解读

案例

谭某，男，54岁，2021年11月17日初诊。

主诉：摔伤颈部致四肢活动不利11月余。

现病史：患者起病于2021年1月5日，从楼梯上摔下致颈部损伤，当时四肢不能活动，在南华附一医院治疗，结合颈椎CT检查，被诊断为颈髓损伤，立即行颈髓损伤固定术，术后予营养神经、改善循环、针灸、康复等综合治疗，数月前发现直立性低血压，今为求中医药进行系统治疗。

现症见：四肢活动不利，不能站立及坐立，双上肢不能抬举、持物，躯干及四肢感觉减退，活动后仍气促，头晕减轻，纳寐可，二便失禁，大便排出困难，无便意。

既往史：既往体健。

查体：舌暗红，苔白腻，脉沉涩。

辨证：气虚血瘀，腑气不通证。

治法：益气活血，理气通便。

处方：补阳还五汤合六磨汤加减。

黄芪60g，当归15g，川芎15g，桑枝30g，全蝎5g，僵蚕10g，葛根15g，桂枝6g，木通10g，槟榔10g，木香10g，乌药10g，大黄10g，水蛭5g，槲寄生30g，王不留行10g，土鳖虫10g；共7剂，水煎服，每日1剂，分2次服用。

二诊：患者四肢活动不利有所改善，能短时间地站立及坐立，双上肢感觉也有所改善，气促有所改善。纳寐可，二便失禁，大便排出稍困难，舌质暗红，苔薄白，脉沉，继续原方服用15剂。

三诊：患者四肢活动不利明显有所改善，能较长时间地站立及坐立，双上肢感觉也有所改善，气促明显有所改善。纳寐可，二便失禁，大便排出稍困难，舌质红，苔薄白，脉沉，继续守方治疗1年左右。

解析　清代医家王清任说过："人体五脏功能赖气血运行。气为阳，血为阴，阴阳调和则人体正常无病。中风之后遗症，因气虚无力推动血液运行，气滞血瘀所致。"该患者虽然不是中风，但其与中风之病机一致，患者发病11月余，久病气虚，且患者一直存在头晕、气促，直立性低血压，也证明患者气虚明显，所以重用黄芪，气行则血行。同时该患者病久，瘀浊胶固，非寻常草木药所能功也，故加用虫类药，如全蝎、僵蚕、土鳖虫、水蛭等。另一方面，患者久病气虚不运，导致肠道气机阻滞，腑气不通，故见大便排出困难，故合用六磨汤以理气通便。

按语　本例外伤，肢体乏力活动不便，为伤及颈髓神经所致。初期可入活血化瘀，强筋健骨之品。久则可参照中风偏瘫治疗，只是发病机理有别。此证为外伤后遗，外则四肢活动不利，内则便秘，小便失控之腑气不通，故用补阳还五汤治肢体之残，六磨汤理气通便而治腑气不通。

三、中风后抑郁跟师心得体会

中风后抑郁(post-stroke depression，PSD)是中风的常见并发症之一，主要表现为精神活动能力减退、情绪低落、思维迟缓、睡眠障碍等，发病率高。国内研究表明中风患者的抑郁发病水平高于普通人群，有些抗抑郁西药存在成瘾性、起效慢，以及不同程度毒副作用等问题。PSD严重影响中风病患者康复的积极性，进而影响其神经功能恢复和日常活动能力恢复。而中医药治疗中风后抑郁具有整体对待和个体治疗的双重优势特点，经过临床观察我们可以发现，PSD患者主要有情绪喜怒无常、悲愤欲哭、回避亲疏、焦虑偏执、丧失情趣等症状，与传统中医内科学"郁证"这一以气机郁滞为主要病机有所不同，PSD主要病机以脏腑气血亏虚，邪损脑络为主要病机，其病位主要责之脑窍脉络，且伴有心、肝、脾、肾之精气损伤，现将学习经验汇总如下。

（一）中风后抑郁病机特征

1.脏虚神乱，郁病之始

《诸病源候论·风病诸候上》中说："风惊邪者，由体虚，风邪伤于心之经也。"阐明了气虚风中神明之府，情志为变。《灵枢·本神》中说："肝气虚则恐，实则怒，脾气虚则四肢不用，五脏不安……心气虚则悲，实则笑不休。"因此，脏腑气血盛衰是造成情志变化的基础，PSD从表象上看是患者情志之变，实则与脏腑气血亏虚密切相关，在脏不同，在症各异。有研究认为PSD以情志内伤为主要病因，脏腑虚衰是其病理基础，病理变化以气郁为先，进而导致血瘀、痰浊、气虚、血虚等病态链的病理变化，并贯穿于本病的全过程。

2.脑络损滞郁病之甚

《医学衷中参西录》中言："人之神明有体用，神明之体藏于脑，神明之用藏于心。"脑为髓海，神明之寄所。《古今名医汇粹·脑漏证》中道："夫髓者至精之物，为水之属；脑者至阳之物，清气所居。"卒中发生后，髓海亏虚，浊瘀阻滞，神明受扰。《圣济总录·髓虚实》中说："髓虚者，脑痛不安，身常清栗；髓实者，身体烦躁勇悍惊热。"结合现代医学知识，中风为中枢神经受损而致身心缺陷，国内学者研究发现神经功能缺损程度与抑郁发生风险呈正相关。中西互参，PSD发生发展的主要病因为脑络为邪所损，进而引发脉络阻滞，邪扰髓海，神明失用，郁病更盛。

3.瘀毒互结，郁病之极

《医经溯河集·五郁论》："凡病之起也，多由乎郁，郁者，滞而不通之义。"可见"瘀"与"郁"互为因果。中风后遗症期间，"瘀"伴随始终，瘀则不通，气血不畅，经络涩滞，阴阳难合。浊瘀日久则易生热成毒，《金匮要略·百合狐惑阴阳毒病证治》有云："阳毒之为病，面赤斑斑如锦纹；阴毒之为病，面目青，身痛如被杖。"可见浊毒之性可阴可阳，属阳者，易伤阴络；属阴者，壅滞络脉，造成脑络形成病变，出现脑络增厚、淤积等，终致清窍闭阻，脑髓消减之势更盛，使五脏及脑窍形神俱损，气衰魄离，神机失用则引起神明错乱，郁极而狂。正如《素问·宣明五气篇》云："精气并于心则喜，并于肺则悲，并于肝则忧。"讲的就是精气为瘀毒所滞，导致脏气偏盛而情志异常。PSD患者常常因气机难畅，由郁而狂，《证治准绳·杂病》谓："怒在阴阳，为阴闭过其阳，而阳不得伸也。"

（二）中风后抑郁方药应用经验

组方用药时需要注意以下几点：①调和气血，益肾健脾；②行气活血，通络畅府；③祛瘀化痰，醒脑开窍；④形神兼顾，杂合以治。

1.调和气血，益肾健脾

荣气乃精气之清者，调五脏，流通精神，升降聚散达滋荣之用，以保持全身生机之康健。《养生导引秘籍·荣气》记载："荣气者，清阳也。"《内观经》云："气清而驶谓之荣。在人身中，不可独建，故不独分也。"《医学衷中参西录·脑气筋辨》云："脑为髓海，实由肾中真阴真阳之气，酝酿化合而成。"《普济方·脾脏门》谓脾胃"化气血以荣华，固养身形，灌脏腑"。《医学心悟·论补法》云："阳虚不补，则气日消；阴虚不补，则血日耗；消且耗焉，则天真荣卫之气渐绝。"从上文可知中风后抑郁以荣气亏虚为本，因此，在中风后抑郁治疗中，合理应用补法贯穿始终。荣气滋养当以填补脾肾为要。临证常用山药、熟地黄、何首乌、枸杞子、山萸肉等补益脾肾之阴精，适当配伍补骨脂、续断等苦温之品，使其补中寓通，补而不滞，以应脑络荣气气化之常态；以远志、石菖蒲开心窍、增智慧，诸药同用，达滋阴填精，益髓增智之效。

2.行气活血，通络畅府

《临证指南医案·胁痛》载："久病在络，气血皆窒，当辛香缓通。"可见，络病治当以通络为要，后世将治络之法常归为辛润通络、辛温通络、辛香通络及虫蚁搜络等。《素问玄机原病式，吐下霍乱》谓"以辛散结""令郁结开通，气液宣行"，提出辛味药可畅通玄府郁结。临床治疗中风后抑郁常可选用乳香、没药、桂枝、丁香等辛香行气之品透络达邪，或以鸡血藤、海风藤、首乌藤等藤类药物通络开郁；郁者开，邪者祛，以恢复脏腑气化之功，促进络脉气血运行，使血无凝者，气无滞者。

辛香药物多有香燥破气、伤津耗液之弊，中风后抑郁荣气亏虚，长期用之亦使正气愈虚，故而临证时常需要适当配伍当归、桃仁、柏子仁等活血通络兼养阴润燥之品，使通络而不伤阴；或在经济允许的情况下予以鹿茸、阿胶、鹿角胶、龟甲、猪羊脊髓、紫河车等血肉有情之品以培植生气，起补虚通络之效，寓通补兼施之意。

3.祛瘀化痰，醒脑开窍

脑为元神之府，清灵空窍，中风后抑郁患者常有瘀毒闭清窍，神机失用等病理基础，此时治疗以破血化瘀，祛痰开窍为主。故而临证时在辨病辨证基础上常选用三棱、莪术、水蛭、穿山甲、斑蝥等破血化瘀通络药物，意在直接改变局部血流动力学，促进络脉气血运行，气血津液灌渗，为平调阴阳，脑髓充养创造有利环境，使神机化生重启，改善患者症状；痰浊瘀毒常相伴而生，相互依存，因此在破血化瘀的同时，辅以清化痰浊，选用僵蚕、地龙、半夏、天南星等，配合川芎、枳实、青皮、槟榔、片姜黄等破气药物，或者加用大黄、芒硝等攻下之药，以增加祛痰之功，取“邪祛正安”之意。另佐少量皂角刺、天竺黄、石菖蒲、白芷、薄荷、冰片、人工厨香、人工牛黄等开窍药物。配伍开窍药物用意有二，一者脑络脉病变常伴随结构改变，适量使用开窍药物可在一定程度上改变或延缓络脉重构，疏通脑窍，对恢复脑窍气化大有神大有裨益；二者脑络居人体之高位，一般药物难达病所，开窍药物可起引经报使、透过血脑屏障之用，使药达病所，增其功效，急治其标加速患者症状的改善。

4.形神兼顾，杂合以治

脑络实邪留滞，上扰神明，心神失养，可引起各种神志改变，加重临床症状，延缓肢体康复进程，故治疗时适当加用酸枣仁、伏神等养心安神之品，助以右佐匹克隆、佐匹克隆、艾司唑伦等镇静安神抗抑郁之品，辅以精神心理支持疏导等治疗方法。中医常有消除心因法、情志相胜法、移情易性法、宁神静志法等心理调节方法，文献可考，行之有效，总之，临床治疗中风后抑郁应形神兼顾，系统全面，综合中西医各种防治方法。取中西医学之长，动态系统，全面兼顾，得到最优化的个体化治疗，提高生活质量，以促进患者肢体康复。

5.结语

以上就是本人的些许体会，数月间跟师学习，我逐渐体会到了神经内科疾病的复杂性及难治性，但是也见证过很多病人在接受合理规范的中西医治疗后，欢声笑语地离开的场景，也在管理病人的过程中积累了些许经验，这要感谢科室老师们及名师贺新民教授的教导，为我今后的医师生涯开启了优秀的典范。学无止境，德必有邻，我会在今后的学习中以诸位良师为榜样，鞭策自己不断学习及进步，尽力为患者解决更多的病痛。

按语：PSD是由躯体疾病(器质)引发的心理(功能)性疾病。吾师心得索古引今，探求中风后抑郁的发病机理和辨证、用药的体验，识字严谨，值得推荐。中风后抑郁，提出了合病、并病，它山之石可以攻玉。PSD并非是单一的疾病，不但可以多种疾病并存，而且一种病的转归可引发其他脏器的病变，大的原则还是急则治标，缓则治本。而提前预知病情的发展趋势加以干预，“见肝之病，知肝传脾”是临床处方用药必须重视的一环。

PSD跟师心得体会：中风后抑郁，即卒中后抑郁，指中风后出现不同程度抑郁症状且持续2周以上，主要有失眠、焦虑、易怒、心烦、情绪低落、悲观沮丧、缺乏信心等症状，程度较轻的表现为睡眠紊乱、食欲丧失、体重减轻、对自身缺乏信心；程度严重的表现为精神运动迟滞和躯体不适。研究表明，脑卒中后的1年时间内是抑郁的高发时段，有40%~50%的病人在卒中后有抑郁的体验。本病会严重影响患者的日常生活质量，延缓神经功能的恢复。中风后抑郁属中医“郁证”范畴，其病因病机为中风后气机逆乱，痰瘀内生损及人体阴阳气血，使脑神失养，神失所藏。其病变在脑，与肝、心、脾、肾有关，多虚实夹杂之证。如《杂病源流犀烛》云：“诸郁，脏气病也，其原本于思虑过深，更兼脏气弱，故六郁生焉。”

（三）中风后抑郁病机特征

1.脏腑虚弱是“中风后抑郁”的主要病理基础

人体随着年龄的增长，脏腑机能日渐减退，中风患者多已步入老年，肝肾亏虚是主要病理基础。肾主骨生髓，脑为髓海，一切精神、意识、思维、情感、记忆活动皆受脑的支配，脑通过经络联络全身，调节诸脏。如《灵枢·大惑论》曰：“五脏六腑之精气，皆上注于目而为之精，而与脉并于系，上属于脑。”肾中精气充盈，则髓海得养，就能发挥其“精明之府”的生理功能。肾中精气不足，则髓海失养，脑的“元神之府”功能失调，则神机运转不利，而致脑功能得不到正常发挥，精神、意识、思维活动异常，导致中风后抑郁症的发生并加重中风病的病情。肾阴亏耗，水不涵木，精不化血，致使肝阴不足，阴不敛阳，使肝体失养，肝火上炎，亦发为抑郁。肾为先天之本，内寄命火，一身阳气之根，心之阳气得命火接济，方有生生之机，以统络脏腑之活动。心肾之阳不虚不亢，一身阳气上下相贯，行温之能，气血安和，神魂魄意各守其脏，情志舒畅。肾阳亏虚，不能蒸化水液，导致水气凌心；肾阳亏虚伤及肾精，致命火浮越而妄行，心阳失于接济而神失所藏，而见心悸、失眠等郁证表现。脾乃后天之本，气血生化之源，其在志为思，中风后患者忧愁思虑，精神紧张，或对自己的疾病考虑过多，久之，不仅暗耗心血，且可致脾气郁结，或肝气郁结之后横逆侮脾，均可导致脾失健运，气血生化无源，气血亏虚而致饮食减少、失眠多梦等抑郁之症。综上可见，中风之心、肝、脾、肾功能虚损是中风后抑郁的主要病理基础。

2. 中风后病理产物（风、火、痰、瘀）为“中风后抑郁”的发生提供了基础条件

中风病患者，多脏腑功能失调。肝肾阴虚，阴不制阳，阳气升而无制，亢而化风，内风旋动，上扰清窍，神明失用，而发郁证。肾为水脏，中风患者肾中精气不足，气化失权，失其温煦推动之职，则津液凝聚而成痰，如《医贯》所云：“痰者，水也，其源发于肾。”阴精亏虚，化火生热，炼液灼津亦为痰；脾胃运化失职，聚湿生痰；肝肾阴虚，阴虚则阳亢，郁久化热，煎熬津液，炼液成痰；痰湿内生，蒙蔽清窍，致心神失养，出现心悸、失眠等症；痰湿阻滞气机，可使肝气郁结发为郁证。中风病患者由于肾亏，元气不足，五脏之气化乏源导致气虚无力行血而致血瘀，乙癸同源，肾精不足，则肝血乏源，脉道失充而致血瘀，精不化气，则肝气失用，失其疏泄推动之职，亦致气虚血瘀。内蕴痰湿阻滞气机，气滞而瘀血内生，瘀血停留脑部不去，新血不生，气机不畅，六腑清阳之气和五脏精华之血不能上充于脑而致神明失用，则发郁证。中风患者，肝肾阴虚，阴虚则火旺，可致躁扰心神；痰湿、瘀血内蕴，日久化火；肝郁气滞，郁而化火，五志过极化火，均可导致肝火上冲；心神受扰，神明失用，发为郁证。因此中风之病理产物：风、痰、瘀、火为中风后抑郁的发生提供了条件。同时卒中后抑郁发生，肝气郁结，也可导致气滞血瘀、气滞痰凝、气滞化火，再次产生痰、火、瘀等病理产物，形成恶性循环，从而导致卒中后抑郁病机更为复杂，导致中风病更易复发。

3. 肝失疏泄、肝气郁滞是中风后抑郁的病机关键

中医理论认为肝为刚脏，五行属木，肝藏血，主疏泄，喜条达舒畅，恶憎恨恼怒。肝藏血与主疏泄功能相互为用，以保持全身气机疏畅条达，通而不滞，散而不郁之作用。大凡气血的运行、津液的输布、脾胃之升清降浊、情志的调畅，均取决于肝的疏泄。《圣济总录》经有：“原四时之所化，始于肝木也。十二经之养，始于肝也。”

《血证论》有“木之性主乎疏泄，食气入胃，全赖肝木之气以疏泄之，则水谷乃化；设肝木之清阳不升，则不能疏泄水谷，渗泄中满之证在所不免”之论。肝的生理特性是升、动、散。其疏可使气的运行通而不滞；其泄可使气散而不郁。肝疏泄功能正常，则经脉通利，气的运动疏散条畅，气血津液输布畅行无阻，脏腑功能活动调和。若情志不遂，郁怒不解，可致肝失条达。气机不畅而致肝气郁结，形成气郁。

《医方论·越鞠丸》云：“凡郁病必先气病，气得疏通郁于何有？”当郁怒、忧思等情志刺激影响了肝的疏泄功能，使肝失条达，气机郁结，就会出现情志抑郁诸症。

赵献可《医贯·郁病论》中认为五郁以木郁为先导，故提出“以一法代五法，神而明之，屡获奇效”。一法即“木郁达之”。这充分说明了肝气郁结在郁证中的发病地位。

《医碥》中也有：“郁则不舒，则皆肝木之病矣。”脑卒中患者多半身不遂、言语不利、视物障碍，患者失去独立生活能力，难以接受残酷的现实。

另外，家庭关系紧张、医疗费用庞大等诸多因素，使患者情志不畅、忧愁思虑，均可使肝失疏泄，气机不畅，以致肝气郁结，发为中风后抑郁。此类患者多平素心境不佳，情绪不宁，患得患失，情绪变化比较剧烈，易于受外界因素的影响。

中风后长期的肢体功能障碍更进一步刺激了患者，使肝气郁结不仅成为本病的始动因素，同时也贯穿疾病的始终，正如《证治汇补·郁证》所说：“郁证虽多，皆因气不周流。”中风后抑郁日久，则肝郁日久化火，则见烦躁易怒、耳鸣、口苦、口干；病久波及五脏，肝气太盛乘侮脾土，导致脾失健运，则气血生化不足，营血渐耗，心失所养，神失所藏，出现肝郁兼有心脾两虚，见乏力、易疲劳、失眠、心悸、头晕、记忆力减退、纳差等症。久郁及肾则阴虚火旺，出现五脏气机不和之诸症。因此中风后抑郁的发生与肝脏关系甚为密切，肝失疏泄，肝气郁结是中风后抑郁的核心。

综上所述，中风后抑郁通常是在脏器虚衰、情志不遂、饮食不节等致病因素下而发病。脏腑虚弱是中风后抑郁的主要病理基础，中风后病理产物（风、火、痰、瘀）为中风后抑郁的发生提供了基础条件，肝失疏泄、肝气郁滞是中风后抑郁的病机关键。

（四）中风后抑郁治疗原则

补脑阳之不足，条畅五脏气机，祛痰化瘀散浊为治疗原则。

1.脑阳以补为要

《素问·四时刺逆从论》曰：“虚邪偏客于身半，其入深，内居营卫，营卫稍衰，则真气去，邪气独留，发为偏枯。”清阳出上窍，清阳不升则脑窍不明，再加上邪气独留就会出现脑阳被困，进而出现中风乃至精神情志的改变，又因所有的阳经都在脑汇聚，所以脑阳需要充养。《素问·脉要精微论》记载：“头者，精明之府。”所以补脑阳才能使脑髓清纯，脑窍神机流利，精神行为正常有序。临床立方以王清任的补阳还五汤为主方，通补人之元气，通养脑窍之元阳，元阳滋养有力，轻利有常，则神机运行有度。

2.条畅五脏气机，祛痰化瘀散浊为辅

《素问·经脉别论》曰："饮入于胃，游溢精气，上输于脾，脾气散精，上归于肺，通调水道，下输膀胱，水精四布，五经并行，合于四时五脏阴阳。"上述经文记载正常人体的生理循行特点，人体气机升降所产生的精气有很大一部分要通过脾的升清作用上升到脑窍，并滋养脑窍。只有人的五脏气机运行有序，升降正常，通过吸收水谷产生的水谷精微"精汁之清"才能保证上行，脑髓才能得到有效滋养，脑阳才能支配全身肢体关节正常运行，脑阳充养有道，人的精神、情绪才能正常，PSD才不会发生。

中医学认为，肝主疏泄，喜条达而恶抑郁，是人体气机及情志变化的调节器，与精神、情绪、心理有密切联系。肝脏"体阴而用阳"，肝气条达，才能实现气血调和，脑窍得到气血滋养才能清静有为。如果肝气条畅失和，就会出现气虚或气滞的气机异常表现，进而出现情志失常、情绪低落等抑郁症状。所以在充养脑阳的基础上加用柴胡、郁金等疏肝解郁药，可有效避免抑郁症的发生。

《灵枢·海论》曰："髓海不足则脑转耳鸣。"肾精亏虚或不足，无法有效地充养髓海，髓海不能濡养脑之元神，元神失利就会出现肢体失用、言语不利，甚至出现郁郁不乐、多愁善感、表情冷漠等综合症状。正如《素问·调经论》所言"神不足则悲"。因此，对于合并有肾精不足的PSD患者，加熟地黄等充养肾脏真阴的药物，肾精充足，髓海得到补充，才能脑充神明。

《内经》曰："心为脏腑之主，而总统魂魄，并该意志，故忧动于心则肺应，思动于心则脾应……此所以五志唯心所使也。"心藏神有赖于气血濡养，脾为气血生化之源，神志活动与心、脾有着密切关系。《灵枢·五乱》亦曰："清气在阴，浊气在阳，营气顺脉，卫气逆行，清浊相干……乱于头，则为厥逆，头重眩仆。"脾主升清，胃主降浊，只有脾胃气机升降有序，运化正常，水谷精微才能够化生为气血，气血运行正常，脑窍才不会瘀阻，则不会患中风。反之，则会出现气机升降逆乱，痰浊瘀血阻于脑窍，或离经于脑窍，出现PSD。因此，在充养脑阳的同时加用丹参、白术等健运心脾的药物，使气血运行有序，脑窍滋养有常，才不会出现情绪低落等抑郁症状。

3.结语

以上就是本人的些许体会，感谢名师贺新民教授及科室老师们的教导，为我今后的医师生涯开启了优秀的典范。《内经》中提出："有者求之，无者求之。"就是启示后人，要善于研究继承，要善于总结创新，发扬光大，从而丰富中医理论，如《通俗伤寒论》《疫痧草》及《湿温时疫治疗法》，乃至今人发表的新见解、新经验，都丰富了中医的理论和实践，是推动中医发展的动力，其中包括认真学习、总结当代名老中医的学术思想和临床经验，将他们毕生之精华总结继承下来，传播下去。

第三章　胸痹的中医康复与神经内科治疗

胸痹是指由邪痹心络，气血不畅所致，以膻中和左胸部发作性憋闷、疼痛，甚至心痛彻背，短气，喘息不能平卧等为主要临床表现的病证。此病的发生多与寒邪内侵、饮食失调、情志失节、劳倦内伤、年老体虚等因素有关。本病多在中年以后发生，男性多于女性。若治疗及时得当，病情可缓解，若反复发作，失治或调理不当，病情则较为严重。

一、胸痹的中医辨证施治

1.胸痹病名历史由来

胸痹是指胸部闷痛，甚则胸痛彻背，短气、喘息不得卧为主症的一种疾病。胸痹这一病名最早见于《内经》，其中《灵枢·五邪》篇指出："邪在心，则病心痛。"此外，《素问·藏气法时论篇》亦说："心痛者，胸中痛，胁支满，胁下痛，膺背肩胛间痛，两臂内痛。"这里所描述的病症即为胸痹。

汉代张仲景《金匮要略》正式提出"胸痹"的名称，并且进行了专门的论述。书中描述了胸痹的临床表现，如"胸痛彻背，背痛彻心"，以及胸痹的病因病机。自此以后，中医对胸痹的认识逐渐深入，对胸痹的认识和治疗逐渐成熟。

2.胸痹的病因病机

胸痹的主要病因有寒邪内侵、饮食失调、情志失节、劳倦内伤、年迈体虚等。寒邪内侵会导致寒凝气滞，痹阻胸阳，血行不畅；饮食失调会导致脾胃损伤，运化失调，聚湿生痰，上犯心胸；情志失节会导致忧思伤脾，脾失健运，聚湿成痰，或者郁怒伤肝，肝气瘀滞；劳倦内伤会导致脾虚失运，气血化生无源，心脉失养；年迈体虚则是指年过半百，肾气自半，精血渐衰，心脉失于温养。

胸痹的主要病机为心脉痹阻。心、肝、脾、肾、肺气血阴阳不足，心脉失养，不荣则痛；气滞、血瘀、寒凝、痰湿等痹阻心脉，不通则痛。

二、胸痹的康复治疗方法

1.胸痹临床处方用药思路

胸痹的中医处方用药思路主要基于辨证分型。不同的证型对应不同的治法和处方。

血府逐瘀汤加减　用于胸痹心痛病的气滞血瘀证，治法为行气活血。

保元汤合桃红四物汤加减　用于胸痹心痛病的气虚血瘀证，治法为益气活血。

生脉饮合丹参饮加减　用于胸痹心痛病的气阴两虚、心血瘀阻证，治法为益气养阴，活血通脉。

瓜蒌薤白半夏汤合桃红四物汤加减　用于胸痹心痛病的痰阻血瘀证，治法为通阳泄浊，活血化瘀。

左归饮加减　用于胸痹心痛病的心肾阴虚证，治法为滋阴清热，养心安神。

参附汤合右归饮加减　用于胸痹心痛病的心肾阳虚证，治法为补益阳气、温振心阳。

真武汤　用于胸痹心痛病的心肾阳虚证伴喘促、心悸、浮肿，兼水饮凌心射肺者。

麻杏石甘汤合葶苈大枣泻肺汤　若憋喘明显，咯黄痰，甚至夜间不能平卧，痰热壅肺(心肾阳虚证)者，可先用麻杏石甘汤合葶苈大枣泻肺汤清肺化痰、止咳平喘。

四逆加人参汤加减　用于胸痹进一步发展，即出现正虚阳脱证后，治法为回阳救逆，益气固脱。

2.胸痹的中医临床治疗经验总结

活血化瘀法：胸痹的主要病机为心脉痹阻，因此活血化瘀是治疗胸痹的重要方法之一。常用的活血化瘀药物有丹参、红花、桃仁、赤芍等，可以单独使用，也可以与其他药物配伍使用。

宣痹通阳法：胸痹患者常常伴有胸闷、气短等症状，这是由于痰湿痹阻心脉所致。宣痹通阳法可以通阳散寒、豁痰开痹，常用的药物有瓜蒌、薤白、半夏等。

补益心气法：胸痹患者常常心气不足，表现为心悸、气短、乏力等症状。补益心气法可以补充心气，常用的药物有人参、黄芪等。

温阳散寒法：胸痹患者常常伴有阳虚寒凝的症状，表现为怕冷、四肢不温、小便清长等。温阳散寒法可以温阳散寒、通络止痛，常用的药物有附子、肉桂等。

养阴生津法：胸痹患者常常伴有阴虚的症状，表现为口干、舌燥、手足心热等。养阴生津法可以养阴清热、生津止渴，常用的药物有生地、麦冬等。具体治疗需根据个体情况制定治疗方案。

三、胸痹康复医案分析

案例一

贺某，男，65岁。

主诉：间发胸闷1月余，加重2天。

现病史：患者诉1个月前因患新冠肺炎后出现胸闷，遂行心肌酶检查，示肌酸激酶同工酶稍偏高，未予系统治疗，1个月内胸闷间有发作，初诊2天前无明显诱因出现上述症状加重，今为求系统中西医结合治疗，特来中医门诊就诊，门诊拟“冠心病”收住入院。

现症见：胸闷，气促，偶有胸骨下段隐痛，持续1～2分钟后可自行缓解，微咳嗽，咯少量白痰，无发热，嗳气反酸，无恶心呕吐，腰部疼痛，左小腿外侧麻木、疼痛，口干无口苦，纳可，寐欠佳，夜尿频，每晚3～4次，大便可。

既往史：既往有“高血压病”病史多年，口服盐酸贝那普利片10mg/d降压，血压控制情况尚可，有“慢性支气管炎并肺气肿、慢性胃炎、腰椎间盘突出症”病史，否认糖尿病病史，否认肝炎、肺结核等传染病病史，否认外伤、手术、中毒及输血史。已接种新冠疫苗，否认药物及食物过敏史。

舌脉象：舌暗红，苔白腻，脉滑数。

中医诊断：胸痹（痰浊闭阻证）。

治法：通阳泄浊、豁痰开结。

方药：瓜蒌薤白半夏汤合柴胡疏肝散加减。

柴胡10g，丹参20g，白芍10g，檀香10g，枳壳10g，延胡索10g，川芎15g，郁金10g，当归15g，陈皮10g，法半夏10g，瓜蒌皮10g，薤白10g，苦杏仁10g，桑枝30g，葛根15g，黄芩10g，甘草5g，地龙10g，桃仁10g，太子参20g；共7剂，每日一剂，分两次服。

二诊：患者诉服药后胸闷气促减轻，无胸前区隐痛，腰部疼痛及左小腿麻木感减轻，尿频次数减少，饮食尚可，大便正常，于前方加天竺黄10g、石菖蒲10g、泽泻15g，去苦杏仁、檀香，守方再服14剂。

三诊：患者胸闷气促明显减轻，无腰部疼痛，尿频减轻，前方去黄芩、枳壳再服7剂。

方解：本病以胸闷痛为主症，中医拟诊断为“胸痹”。患者年老多病，嗜好烟酒，损伤脾胃，致脾胃亏虚，运化功能失常，水湿内停，久聚成痰，痰浊内生，闭阻心脉，不通则痛，故而发为本病，综合四诊舌脉，其病位在心，本虚标实证，证属痰浊闭阻。方选瓜蒌薤白半夏汤加减以通阳泄浊、豁痰开结。方中药物瓜蒌皮、薤白通阳泄浊、行气止痛；半夏、黄芩清热化痰；太子参、甘草健脾益气：薤白、枳壳、陈皮理气宽胸；因痰浊与瘀血往往同时并见，因此通阳豁痰与活血化瘀法亦经常并用，故本方中加入丹参、檀香2味药，取“丹参饮”方意，以活血祛瘀、行气止痛。另患者反酸嗳气，且既往有“慢性胃炎”病史，予柴胡疏肝散加减以疏肝理气、活血通络。方中药物柴胡、枳壳疏肝理气；郁金、陈皮理气解郁；川芎、白芍活血通脉。

按语：瓜蒌薤白半夏汤为痰浊痹阻心阳而设，柴胡疏肝解郁，二方合用，则疏肝理气，豁痰开结，治疗肝气郁结、痰浊痹阻之胸痹心痛，方治合拍。

案例二

患者周某某，男，43岁。

主诉：阵发胸闷心慌半年，加重半月。

现病史：患者自述半年前始，常无明显诱因出现胸闷心慌，伴汗出肢冷，持续数分钟，经休息安卧后缓解，在南华大学附属第一医院做CTA示：左冠前降支近段管壁小钙化斑块，回旋支中段混合斑块并管腔狭窄，诊断为“冠心病”，经治疗（具体用药不详）后上述症状仍反复，今为求系统诊治，于我院门诊就诊。

现症见：胸闷，自觉呼吸欠畅，头晕，耳鸣，纳食一般，寐欠安，二便调。

既往史：既往有“高血压病2级”“颈椎病”史，素喜食肥甘厚味之品。

查体：舌质淡红，苔黄腻，脉滑，体胖，BP140/90mmHg。

中医诊断：胸痹。

中医辨证：痰浊闭阻证。

西医诊断：①冠心病（缺血性心肌病型）；②高血压病（2级高危）；③颈椎病。

中医治法：通阳泄浊，豁痰宣痹。

方药：瓜蒌薤白半夏汤合涤痰汤、丹参饮加减。

瓜蒌皮10g，薤白10g，法半夏10g，陈皮10g，茯苓10g，竹茹10g，石菖蒲10g，枳壳10g，柴胡10g，川芎15g，当归15g，制香附10g，珍珠母(先煎)10g，桑枝30g，三七粉5g，延胡索10g，太子参30g，丹参20g，降香10g，黄芩10g；7剂，每日一剂，水煎服，分早晚两次温服。

二诊：患者诉服药后胸闷较前减轻，头晕耳鸣减轻，纳食欠佳，寐欠安，二便调。舌质淡红，苔黄，脉滑。据现症加杜仲15g、天麻15g，减去桑枝、黄芩，再服7剂。

三诊：患者诉现无胸闷，无头晕耳鸣，纳寐可，二便调，舌质淡红，苔薄白，脉弦。守方7

剂。

方解：患者素多食肥甘厚味，脾胃受损，痰湿内生，痰浊上犯胸阳，胸阳失展，气机不畅，心脉涩滞而致胸痹，体胖苔腻脉滑均为痰湿之象。张仲景创枳实薤白桂枝汤、瓜蒌薤白白酒汤、人参汤、瓜蒌薤白半夏汤等多首方剂进行辨证论治，各方各有侧重，本病例痰湿壅盛明显，心阳中阳虚证不明显，且气结胃脘胁肋证未见，故选瓜蒌薤白半夏汤加减，合涤痰汤祛痰泄浊。心主血脉，气血涩滞，合丹参饮活血行气。

按语：从痰浊、瘀血理论治疗冠心病。

案例三

患者刘某某，男，44岁。

主诉：反复胸闷痛3年，再发加重3天。

现病史：患者述自3年前经常在劳累后发胸闷身重，甚则心前区闷痛，经休息后可渐缓，在当地诊所做心电图示“心肌缺血”，间歇性口服“阿司匹林片”“三七粉”，上症常反复，近5天来无明显胸闷身重表现，今为求系统诊治，于我院门诊就诊。

现症见：阵发胸闷，身重头晕，痰多气短，乏力，口干纳呆，便溏，多寐，小便调。

既往史：既往有“高脂血症”史。

查体：BP120/75mmHg体胖，舌质淡红，舌体胖大，边有齿痕，苔白腻，脉弦滑。

中医诊断：胸痹。

中医辨证：痰浊闭阻。

西医诊断：冠心病。

中医治法：通阳泄浊，豁痰宣痹。

方药：瓜蒌薤白半夏汤合涤痰汤加减。

瓜蒌10g，薤白10g，法半夏10g，胆南星10g，竹茹10g，红参10g，（黄点）茯苓10g，石菖蒲10g，陈皮10g，郁金10g，枳实10g，丹参15g，川芎15g，红花8g，檀香6g，桂枝6g，白术10g；7剂，每日一剂，水煎服，分早晚两次温服。

二诊：患者诉服药后胸闷较前改善，发作次数较前减少，身重头晕减轻，痰较前减少，仍有气短乏力，口干，纳欠佳，便溏，寐欠安，小便调。舌淡红，边有齿痕，苔薄白，脉弦。据现症加黄芪20g、党参15g、麦冬15g、薏苡仁15g、茯神15g，减去桂枝、郁金，再服7剂。

三诊：患者诉服药后胸闷明显改善，无身重头晕、口干，偶有气短乏力，纳寐可，二便调。守方7剂。

方解：贺老指出，胸痹多为本虚标实之证，“阳微阴弦”，人体正气不足，心气、心阳亏虚为“阳微”，心阴不足亦可归于此范畴，而“阴弦”为邪之偏盛，多为痰浊、水饮、瘀血，气之壅滞亦属于阴弦之列，治疗上虚补实泻，标急缓本，采用理气活血，化瘀通络，祛除水饮，兼以益气、温阳、健脾益心、补肺等。临证中须观其脉证，知犯何逆，随证治之，应标本兼顾，以“和”为法，调和心之气血，调平心之阴阳，调理五脏之主从。

按语：“瓜蒌薤白半夏汤”为仲景治疗胸痹胸痛之剂，提示痰浊痹阻心阳，引起胸痹胸痛之机，在此基础上拓展而成的活血祛瘀之法，临症可收到满意效果。

案例四

患者马某某，男，46岁。

主诉：间发胸闷心慌气短3年余，再发2天。

现病史：患者诉3年前无明显诱因出现胸闷心慌，活动时明显，伴气短，休息后可渐缓，曾在外院经检查诊断为“冠心病”。近两天来，上述症状再发，今为求中医药系统治疗，遂来我院诊治。

现症见：胸闷心慌，活动时明显，伴气短，休息后可渐缓，纳少，寐差，尿频，大便可。

既往史：既往有“脂肪肝”“右下肢静脉血栓”病史。

查体：舌质暗红，苔薄白，脉细涩。

辅助检查：无。

中医诊断：胸痹。

中医辨证：气虚血瘀证。

西医诊断：冠心病。

中医治法：益气活血，化瘀通络。

方药：参七散加减。

白参10g，三七粉6g，琥珀3g(冲服)，水蛭5g，血竭3g，麦冬15g，五味子10g，玄参10g，当归10g；7剂，水煎服，每日一剂，分两次温服。

二诊：胸闷心慌稍有好转，气短亦有所好转，纳一般，寐欠佳，尿可，大便可，舌质红，苔薄白，脉涩，在原方的基础上加酸枣仁，白术等，继续服用7剂。

三诊：胸闷心慌明显好转，气短也明显好转，纳可，夜寐安，尿可，大便可，舌质红，苔薄白，脉涩，继续守方巩固治疗14剂左右。

按语：参七散为我院李四文名中医传承工作室科研方，集我院历代临床心系病专家的经验而创，疗效确切。方中白参益气护心，三七、水蛭、当归和血、活血、通络，琥珀、血竭化瘀、通络、安神，配合麦冬、五味子养心敛阴。

案例五

黄某某，女，66岁。

主诉：胸前区紧闷1年。

现病史：患者诉1年前无明显诱因出现胸前区紧闷感，持续数秒，休息后可缓解，当时未予以重视，近日症状加重，为求进一步诊治，特来我院就诊。

现症见：胸前区紧闷不适，夜间尤甚，心烦，右侧耳鸣，夜寐差，每晚睡1～2小时，双手胀痛难忍，双下肢浮肿，频发呃逆，小腹饱胀，纳差，二便调。

既往史：既往有高血压病3级、颈动脉硬化并斑块形成、慢性支气管炎、肺气肿、肺大疱、骨质疏松等疾病史；左侧乳房切除术等手术病史。

舌脉象：舌淡红，苔薄白，脉弦。

中医诊断：胸痹（气滞心胸证）。

西医诊断：①冠状动脉粥样硬化性心脏病；②高血压病3级。

治法：疏肝理气，活血通痹。

方药：逍遥散合半夏厚朴汤合丹参饮加减。

丹参20g，檀香10g，太子参30g，黄连5g，五味子10g，柴胡10g，白芍10g，川芎15g，香附10g，蒺藜15g，石菖蒲10g，酸枣仁15g，珍珠母15g，甘草3g，紫苏10g，厚朴10g，法半夏10g，陈皮10g，枳壳10g，延胡索10g，桑枝30g，葛根15g；7剂，每日一剂，水煎服，分两次温服。

二诊：患者服药后夜间胸前紧/闷感减轻，发作频率降低，双手胀痛减轻，仍有夜寐差，心烦，频发呃逆，小腹饱胀，纳差，二便调。于前方去丹参、五味子、白芍，加茯神30g、煅龙骨15g、桂枝10g、白术10g、山楂10g。再服7剂。

三诊：患者诉夜寐改善，心烦减轻，纳食稍改善，多食易胀，二便调。去檀香、太子参、黄连、蒺藜、酸枣仁、紫苏；加用党参15g、茯苓10g、白扁豆10g、山药10g、薏苡仁20g。再服7剂。随访半年后症状无复发。

方解：胸痹总属于本虚标实之证。辨证首先辨虚实，分清标本。标实区分气滞、痰浊、血瘀、寒凝的不同，本虚又应区分阴阳气血亏虚的不同。本例患者由于肝失疏泄，气机郁滞，心脉不和而见胸痹心痛，予以逍遥散疏肝理气，另合用半夏厚朴汤行气散结，丹参饮通经止痛。

按语：根据“先治其标，后治其本”的原则，予丹参饮活血化瘀，通络止痛；另外合用逍遥散合半夏厚朴汤疏理气机，泄浊化痰。

第四章　郁证的中医康复经验

郁证是指因郁怒、忧思、恐惧等七情内伤，使气机不畅，出现湿、痰、热、瘀等病理产物，进而损伤心、脾、肾，出现气机郁滞，脏腑功能失调所引起的以心情抑郁、情绪不宁、胸部满闷为特征的疾病。

一、郁证的病因病机探讨

早在春秋战国时期，就有了“郁”之概念，《素问•六元正纪大论》曰：“木郁达之，火郁发之，土郁夺之，金郁泄之，水郁折之。”虽无郁证病名，但有不少关于情志致郁之论述。

张仲景在《金匮要略•妇人杂病脉证并治》中将其称为“梅核气”与“脏躁”，并以半夏厚朴汤和甘麦大枣汤治疗。

到金元时期，各医家已明确将郁证作为独立的病证来论述，朱震亨《丹溪心法•六郁》：“气血冲和，万病不生……故人身诸病多生于郁。”提出了“六郁”论，并创立越鞠丸等相应治疗方剂。到明代，虞抟《医学正传•郁证》首次采用“郁证”这一病名。

1.郁证病因病机的兴起时期

对郁证病因病机的认识可追溯至春秋战国时期，《素问•举痛论》云：“思则心有所存，神有所归，正气留而不行，故气结矣。”《素问•本病论》曰：“人或恚怒，气逆上而不下，即伤肝也。”首次提出了情志致郁。张仲景《金匮要略》中“夫人咽中如有炙脔，半夏厚朴汤主之”“妇人脏躁，喜悲伤欲哭，象如神灵所作，数欠伸，甘麦大枣汤主之。”病机属情志不舒，肝郁化火，或思虑过度，心脾两伤，由脏阴不足，心神失养，躁扰不宁所致。

2.郁证病因病机的发展及成型时期

金元时期，朱震亨在《丹溪心法•六郁》中曰：“气郁者，胸胁痛，脉沉涩；湿郁者，周身走通，或关节痛……食郁者，嗳酸，腹饱不能食，人迎脉平和，气口脉繁盛者是。”此篇将郁证分为气、血、痰、热、湿、食六郁，根据郁证的不同分型，病机也各有不同。张介宾提出“凡气血一有不调而致病者，皆得谓之郁。”他认为六淫、七情皆可致郁，他在《景岳全书•郁证》中提出“因郁而病”“因病而郁”“郁总由乎心”的观点，主要辨为怒郁、思郁、忧郁三证。清代《张氏医通》中，则阐述了郁证是由手少阴心经及手太阴肺经两经的阴血不足所导致的。孙文垣在《赤水玄珠》中记有：“故有素虚之人，一旦事不顺意，头目眩晕……有似虚之证，当先开郁顺气，则其病自愈。”提出了郁证发病的内在因素是体质素虚，故治疗上当以“调理为主，慎用攻伐”为治则。

根据上述历代医家对郁证病因病机认识的梳理，可以看出郁证病机主要是气机郁滞，脏腑功能失调，初起实证为主，久病虚证居多。对于郁证病位的认识，可以看出病位主要在肝，可涉及心、脾、肾脏等。张景岳强调从虚论治郁证，开创了从虚论治郁证的先河。清代叶天士《临证指南医案•郁》认为：“郁证全在病者能移情易性。医者构思灵巧。不重在攻补，而在乎用苦泄热，而不损胃。用辛理气，而不破气。用滑润濡燥涩，而不滋腻气机。用宣通而不揠苗助长。”明朝著名医学家戴思恭对李东垣的《脾胃论》深有研究，其指出：“郁病多在中焦……中焦者，脾胃也，胃为水谷之海，法天地，生万物，体乾坤健顺，备中和之气，五脏六腑皆禀之以为主，荣卫天真皆谷气以充大……然岂尽胃气，乃因胃气以资其生。”

二、郁证的中医辨治策略

1.郁证常见辨证用药思路

郁证在中医中通常分为气郁、血郁、痰郁、湿郁等类型。以下是中医郁证辨证分型：

气郁　气郁主要表现为胸胁胀满、嗳气、泛酸、心烦易怒等症状。治疗气郁的处方常用柴胡疏肝散，以疏肝理气、解郁止痛。

血郁　血郁主要表现为胸胁刺痛、心烦易怒、面色晦暗等症状。治疗血郁的处方常用血府逐瘀汤，以活血化瘀、通络止痛。

痰郁　痰郁主要表现为胸闷、咳嗽、痰多等症状。治疗痰郁的处方常用二陈汤或温胆汤，以化痰降逆、和中安神。

湿郁　湿郁主要表现为肢体困重、头重如裹、口淡无味等症状。治疗湿郁的处方常用平胃散或三仁汤，以健脾祛湿、和中化浊。

2. 临床常见的治疗郁证的药对

(1) 柴胡、白芍药对

柴胡配伍白芍最早可以追溯于东汉《伤寒论》所载之“四逆散”。方中柴胡、白芍、甘草、枳实各等份，用其治阳郁厥逆证及肝脾气郁证。柴胡为君药，升发阳气，疏肝解郁；白芍柔肝，且能敛阴养血，为臣药。两药合用既可以补养肝血又可以调达肝气。名医魏长春有一经典医案为“抑郁不乐，肝气横窜克脾……此系气郁腹痛实证，治用四逆散加味”。因四逆散在梳理肝气、调理脾气的功用之高，所以后世常用其加减治疗肝脾气郁导致的胁肋疼痛等相关病证。宋代《太平惠民和剂局方》中所载的“逍遥散”则是疏肝解郁的代表方，方中柴胡疏肝解郁，助肝气条达为君，白芍酸苦微寒，柔肝缓急，再佐以当归共为臣药，三者合用补肝体而助肝用，柴胡与芍药一散一收，配以他药共组调肝名方。柴胡、白芍、当归是逍遥散发挥抗抑郁作用的主要配伍药物，证实了其在方中的君、臣药地位。

(2) 香附、川芎药对

在治疗气郁证中香附与川芎常相配以达理气活血止痛之效，用于治疗肝气郁滞而致的胁肋刺痛、痛经等。肝气郁结日久，气病及血，血运不畅，脉络不和，则可表现为胁肋刺痛、痛经等。《临证指南医案》云：“病初在气，久病必入血，以经脉主气，脉络主血故也。”《医学发明》云：“血者，肝之所主，恶血必归于肝，不问何经之伤，必留胁下。”故治疗时需用疏肝理气之药配活血之品。两药相配伍见于气郁汤、开郁汤、理气平肝散等方中。《本草正义》中记载：“香附，辛味甚烈，香气颇浓，皆以气用事，故专治气结为病。”香附的行气作用范围广，可针对肝气郁乃至全身之郁都能散郁气、通降气逆，且善于解郁结，因此在气郁证中若出现气机不通甚或气结，同时伴有腹中疼痛、肌肉痛如锥刀所刺，常选用香附。此外香附擅理气调经，自古以来被称为“血中气药”，《本草纲目》中记载：“香附之气平而不寒，香而能窜。其味多辛能散，微苦能降，微甘能和……乃气病之总司，女科之主帅也。”

(3) 柴胡、栀子药对

肝为风木之脏，内寄相火，易动风化火。丹溪云：“气有余便是火。”《类证治裁》指出：“以气本属阳，有余便是火”“上升之气，自肝而出，中挟相火”。张景焘《塘医话》提出：“肝经属木，木郁则火炽，惟其郁而为火。”肝气郁久化热化火，肝火循经上炎于头目，则头晕目眩；肝火上扰于肺，则肺失清肃，故而咳嗽；火热扰乱心神，则心烦失眠、心悸易怒；肝胆相表里，热移胆则口苦耳鸣；肝火横逆犯于脾胃，导致胃失和降则吞酸嘈杂。在治疗用药时，应注重清肝，常以柴胡与栀子相配伍，用于治疗气郁化火之头晕目赤、胁痛吞酸嘈杂、面赤咽干、心悸易怒等症。两药相配伍常见于加味逍遥散等方中。柴胡长于疏肝理气，且因柴胡性主升腾，能通行表里之气，其辛散之性可畅达三焦经络，故能带领胆、胃之轻清之气上行，似桔梗为舟楫之药，载气上行。栀子苦寒，能清热泻火并擅于清心除烦，无论何脏腑都可以使用。古籍中记载栀子可以通泻三焦、清利湿热，使湿热之邪从小便排出，泄肌肤之热。《本草衍义补遗》中记载："(栀子)治热厥心痛，解热郁，行结气。"故在肝气郁方药中常用栀子与柴胡配伍，用以降火，化阴中之伏热，使郁热"屈曲下行"从而使气血阴阳调和。以柴胡辛散之性畅达三焦，行气郁、透热郁；栀子苦寒清降，直泄三焦之火邪，两者合用既可以使邪热从外而散，又可以从下而泄，起到解郁结、除烦热之效，清泄肝经、三焦火热以恢复肝的疏泄功能，从而恢复气机的正常升降。

(4)半夏、陈皮药对

陈皮与半夏配伍，用于治疗郁证所致中脘痞闷、恶心呕吐等症。两药相配见于木香化滞汤、理气健脾丸、橘皮汤、中和丸等方中。半夏微寒，味苦而辛，入胃、肺、胆经，既能治寒痰消痞，又能胜脾胃之湿，和胃气。《神农本草经》中记载："主伤寒寒热，心下坚，下气，咽喉肿痛，头眩，胸胀，咳逆肠鸣……胸膈痰热满结，咳嗽上气，心下急痛坚痞，时气呕逆，消痈肿……能消痰涎，开胃健脾。"《本草纲目》中记载："半夏乃太阴脾经、阳明胃经之药。"其性燥而能去湿，故脾气得之可健脾开胃消痰。陈皮苦辛而温，主入太阴经。其辛能行能散，苦能燥，故气滞痰湿常用陈皮以理气化痰。《本草通玄》中记载："(陈皮)健脾开胃，下气消痰。"两药相配出自二陈汤，二药相伍，同气相求，半夏得陈皮之助，气顺则痰自消，燥湿化痰之效增；陈皮得半夏之力，邪去则气自下，理气和胃之功著，相须为用，则气机通畅，痞闷自除，胃气降则呕自止，乃"治痰先治气，气顺痰自除"之意。

三、贺老郁证的康复手段与效果

在中医临床治疗中，需要综合考虑患者的具体病情、体质等因素，采用个体化的治疗方案。以下是贺老对郁证中医临床治疗的经验总结：

分型治疗：根据患者症状的不同，将郁证分为气郁、血郁、痰郁、湿郁等类型。针对不同类型的郁证，采用不同的中药处方和治疗方法。例如，气郁者宜疏肝理气，血郁者宜活血化瘀，痰郁者宜化痰降逆，湿郁者宜健脾祛湿。

调理气血：郁证患者往往存在气血运行不畅的情况，因此调理气血是治疗郁证的重要方法之一。在中药处方中，常加入行气活血的药物，如柴胡、香附、川芎等，以调理气血，缓解症状。

心理治疗：郁证患者常常存在心理问题，如焦虑、抑郁等。因此，在中医临床治疗中，心理治疗也是不可忽视的一部分。可以采用中医心理学的方法，如针灸、推拿、气功等，对患者进行心理疏导和治疗。

综合治疗：针对不同类型的郁证，可以采用综合治疗的方法。例如，对于气郁型郁证，可以采用中药汤剂、针灸、推拿等综合治疗方法；对于痰郁型郁证，可以采用中药汤剂、拔罐、刮痧等综合治疗方法。综合治疗的效果往往优于单一治疗方法。

调护预防：在中医临床治疗中，患者的生活方式和饮食习惯也是影响治疗效果的重要因素。因此，在治疗后，需要注意调护预防，如保持良好的作息习惯、饮食规律、适当运动等，以巩固治疗效果，预防复发。

总之，中医临床治疗郁证需要综合考虑患者的具体病情、体质等因素，采用个体化的治疗方案。同时，还需要注意调理气血、心理治疗、综合治疗和调护预防等方面的工作，以提高治疗效果。

第五章　痹症的中医康复与神经内科诊疗

痹症的历史发展非常悠久，早在《内经》中就有记载，并专辟“痹论”篇，对其病因、发病、证候分类及演变等内容进行了详细的论述。后世医家也对痹症进行了深入的研究，如《素问·痹论篇》就详细论述了痹症的病因、发病原理、证候分类等。《金匮要略·中风历节病篇》的历节即指痹证一类的疾病，并提出了桂枝芍药知母汤和乌头汤两张治疗方剂。

一、痹症的病因与发病机制

痹症的发生主要责之于正气不足、感受外邪等因素。正气不足是导致痹症发生的重要内在因素，包括禀赋不足、劳逸过度、饮食失调、病后虚弱等方面。外邪侵袭也是痹症发生的重要条件，风、寒、湿、热之邪均可导致痹症的发生。这些邪气可侵入人体肌肤、筋骨、关节等部位，导致气血闭阻、经络不通，从而引起疼痛、肿胀、麻木等症状。可概括为“不通则痛”，即气血闭阻、经络不通导致疼痛。根据不同的病因和症候表现，痹症可分为行痹、痛痹、着痹、热痹等类型。行痹以关节游走性疼痛为主，痛痹则以关节冷痛为主，着痹则以关节沉重、麻木为主，热痹则表现为关节红肿热痛。

早在《内经》中就有记载痹症的病名，并专辟“痹论”篇，对其病因、发病、证候分类及演变等内容进行了详细的论述。后世医家也对痹症进行了深入的研究，如汉代张仲景的《金匮要略》提出了桂枝芍药知母汤和乌头汤两张治疗痹症的方剂。随着时间的推移，人们对痹症的认识越来越深入，治疗方法也越来越多，为后世治疗痹症提供了宝贵的经验。《素问·痹论》云：“风寒湿三气杂至合而为痹。”《济生方》曰：“皆因体虚腠理空疏受风寒湿气而成痹也。”痹症的发生与气候条件、工作生活环境及个体体质等因素都有密切关系。风寒湿痹常表现为肢体关节酸痛，以腕、肘、踝、膝等大关节受累为多见，且活动则疼痛加剧，但局部无红肿现象。或兼有恶风疼痛呈游走性，或局部痛甚而冷，得热则痛减；或肢体沉重舌苔白腻、舌质淡、脉弦紧。对于风寒湿痹历代医家作出了以下见解。《医学心悟·痹》曰："治疗痹者，散风为主，以除寒祛湿佐之，大抵参以补血之剂。谓治风先治血，血行风自灭也。"以祛风散寒除湿作为总体治疗原则。

二、痹症的中医分类与治疗原则

痹症临床辨证论治及用药需要根据不同的证候进行选择。常见的痹症类型包括行痹、痛痹、着痹、热痹等，每种痹症又有不同的临床特点和治疗方法。

行痹　以关节游走性疼痛为主，治疗以祛风通络为主，可选用独活寄生汤、防风汤等方剂进行治疗。

痛痹　以关节冷痛为主，治疗以散寒通络为主，可选用乌头汤、麻黄附子细辛汤等方剂进行治疗。

着痹　以关节沉重、麻木为主，治疗以除湿通络为主，可选用防己黄芪汤、薏苡仁汤等方剂进行治疗。

热痹　关节红肿热痛，治疗以清热通络为主，可选用白虎加桂枝汤、宣痹汤等方剂进行治疗。

在治疗过程中，还需要根据患者的具体病情和个体差异进行辨证施治和加减用药。同时，预防痹症的发生也需要注意调整体质、避免外邪侵袭等。

三、痹症的康复技术与方法

1.痹症常见类型及处方用药

风寒湿痹型　临床表现为关节疼痛，酸楚麻木，屈伸不利，或关节肿大，局部触之不热，苔白腻，脉沉缓。常用处方：防己黄芪汤、乌头汤等。

风湿热痹型　临床表现为关节疼痛，局部红肿灼热，得冷稍舒，痛不可触，可累及多个关节，伴有发热、口渴、烦闷等症状，苔黄燥，脉滑数。常用处方用药：白虎加桂枝汤、宣痹汤等。

痰瘀痹阻型　临床表现为关节疼痛固定，呈刺痛或刀割样疼痛，关节僵硬变形，屈伸不利，肌肉瘦削，舌质紫黯或有瘀斑，苔白腻或黄腻，脉细涩或弦涩。常用处方用药：身痛逐瘀汤、桂枝芍药知母汤等。

肝肾亏虚型　临床表现为关节疼痛反复发作，日久不愈，关节僵硬变形，活动不利，腰膝酸软无力或疼痛，头晕耳鸣，舌质淡红或舌质紫黯，苔薄白或苔少，脉沉细或沉弦。常用处方用药：独活寄生汤、六味地黄丸等。

根据痹症的证候类型，确定相应的治则。例如，行痹宜用祛风通络的方法治疗，痛痹宜用散寒通络的方法治疗，着痹宜用除湿通络的方法治疗，热痹宜用清热通络的方法治疗。

根据痹症的具体表现，选择相应的方药。例如，行痹可选用宣痹达经汤，痛痹可选用乌头汤，着痹可选用薏苡仁汤加减，热痹可选用白虎加桂枝汤等。

根据痹症的病情轻重和个体差异，制定个体化的治疗方案。例如，久痹正虚型痹症可选用独活寄生汤加减，若久痹内舍于心，可选用炙甘草汤加减。

总之，中医痹症的辨证处方用药思路需要综合考虑患者的具体病情、证候类型、个体差异等多个因素，制定个体化的治疗方案。同时，需要注意药物的配伍和剂量，避免不良反应的发生。

2.痹症治疗经验总结

贺老表示治疗痹症要重视整体观念和个体化治疗。中医认为痹症的发生与体质、气候、环境等多种因素有关，因此需要重视整体观念，综合考虑患者的具体情况，制定个体化的治疗方案。例如，针对不同类型的痹症，需采用不同的治疗方法，如行痹宜用祛风通络的方法治疗，痛痹宜用散寒通络的方法治疗，湿痹宜用除湿通络的方法治疗，热痹宜用清热通络的方法治疗。

（1）综合多种治疗方法　中医治疗痹症的方法多种多样，包括中药内服、针灸、推拿等。综合多种治疗方法可以提高治疗效果，缓解患者的痛苦。例如，针灸和推拿可直接作用于患处，缓解关节疼痛和僵硬，改善关节功能。中药内服和外治可根据不同证候类型选择相应的方药和方法，以达到治疗目的。

（2）预防复发　痹症的治疗需要预防复发，患者需要在日常生活中注意调整体质、避免外邪侵袭等方面。同时，需要积极治疗和控制原发病，如类风湿性关节炎等。患者可通过加强锻炼、注意保暖、避免过度劳累等方法来预防痹症的复发。

（3）合理使用药物　中医治疗痹症的药物多含有辛、温、燥、烈成分，过量使用容易产生副作用，如口渴、咽干、便秘等症状。因此，需要注意药物的使用方法和剂量，避免自行调整或滥用药物。同时，需要根据患者的具体情况进行加减用药和调整治疗方案。

（4）注重心理调适　痹症患者常常因为疼痛和不适而产生焦虑、抑郁等情绪问题，心理调适对于痹症的治疗也非常重要。在治疗过程中需关注患者的心理状态，给予适当的心理疏导和安慰，帮助患者树立信心，积极配合治疗。

总之，针对痹症中医临床治疗需遵循个体化原则，综合多种治疗方法，合理使用药物，预防复发，并注重心理调适。同时，在治疗过程中关注患者的反应和病情变化，及时调整治疗方案。

四、痹症康复经典案例解析

案例一

唐某，男，62岁。2021年10月27日初诊。

主诉：自觉双下肢有针刺感1个月。

现病史：患者诉1个月前无明显诱因下出现双下肢有针刺感，当时未予以重视，未经诊治，今为求中医药系统治疗，遂于中医院门诊就诊。

现症见：双下肢有针刺感，手足麻木不仁，无咳嗽咳痰，无头晕头痛，无胸闷气促，无神疲乏力，纳差，寐可，二便正常，舌淡红，苔黄腻，脉滑数。

既往史：有糖尿病病史，平素未规律服用降糖药，有脑萎缩、胃下垂等病史，无高血压病。

中医诊断：痹症。

中医辨证：湿热瘀阻，脉络不通。

治法：清热祛湿，行气通络。

方药：麻黄连翘赤小豆汤加减。

麻黄5g，连翘10g，赤小豆15g，滑石15g，鸡血藤20g，川芎15g，川木通10g，甘草5g，当归15g，地黄10g，五味子10g，王不留行10g，石斛10g，黄连5g，防风10g，土鳖虫10g，桑枝30g；7剂，水煎服，每日一剂，早晚温服。

复诊：双下肢有针刺感减轻，手足麻木感有所缓解，纳差，胃口还是较差，寐可，二便正常，舌淡红，苔白腻，脉滑。在原方的基础上减去连翘，加上乳香、白术、山楂、薏苡仁，继续服用7剂。

三诊：患者双下肢有针刺感，手足麻木感明显改善，胃口也恢复。

方解：本病外因为风、湿、热之邪乘虚侵袭人体，留注经络，内因为过食肥甘厚味，伤及脾胃，酿生痰热，痰瘀互结，导致经络瘀滞，气血运行不畅，不通则痛，故发为痹症。中医辨证为湿热瘀阻，脉络不通，治以清热祛湿，行气通络，方选麻黄连翘赤小豆汤加减。《伤寒论》云："伤寒，瘀热在里，身必黄，麻黄连翘赤小豆汤主之。本患者病起于1个月前，病程相对较短，以四肢麻木刺痛为主症，为病在肌表与经络之间，病位在表。其可以辛温宣发，解表散邪，故主以麻黄合防风辛温散风邪，连翘、赤小豆清热解毒，佐以鸡血藤、川芎、王不留行、土鳖虫等行气通络，以辛寒之滑石、木通清利湿热，以化有形之邪，少佐五味子防麻黄发散太过，且配合甘草取酸甘养阴，缓急止痛，加强治疗肢体刺痛之效，诸药合用共奏清热祛湿，行气通络之效。

指导老师贺新民教授按语：用药如用兵，本例患者湿热瘀结在里，而肌肤麻木、疼痛症形于表，方中清热利湿祛瘀以治湿热，辛温发散趋表以达病段。本方服一周后，麻木疼痛明显改善，二诊上方入乳香5g以增强祛瘀止痛效果。

案例二

胡某某，女，72岁。于2022年7月4日出诊。

主诉：肢体麻木、刺痛伴头痛、头晕4年，再发加重1个月。

现病史：患者诉4年前无明显诱因下出现肢体麻木、刺痛伴头痛、头晕，1个月前症状再发加重，当时未予以重视，未经诊治，今为求中医药系统治疗，遂于中医院门诊就诊。

现症见：肢体麻木、刺痛，间发头痛、头晕，以胀痛为主，右侧肢体乏力，行走尚可，偶有胸闷心慌，上腹部不适，偶有恶心呕吐，无泛酸，焦虑貌，心烦多思、多虑、多疑，夜寐差，长期口服药物助眠，纳食差，大、小便可。

查体：舌质淡，苔薄白，脉弦。

中医诊断：痹症。

中医辨证：肝郁内热。

治法：和解少阳，调和营卫。

方药：小柴胡汤+葛根汤加减。

柴胡10g，白芍10g，川芎15g，当归15g，桑枝30g，葛根15g，酸枣仁15g，知母10g，黄连5g，忍冬藤15g，瓜蒌子10g，枳实10g，法半夏10g，白芷15g，延胡索10g，羌活6g，磁石15g，太子参30g，皂角刺10g，甘草5g；7剂，水煎服，每日一剂，早晚温服。

复诊：肢体麻木、刺痛减轻，头痛、头晕发作次数减少，右侧肢体稍乏力，胸闷心慌有所改善，上腹部不适未见明显改善，心烦多思、多虑、多疑，夜寐稍有改善，胃口还是不佳，大、小便可。舌质淡红，苔薄白，脉滑。在原方的基础上加上山楂、麦芽、香附再服7剂。

三诊：患者症状明显改善，胃口也恢复，睡眠也明显改善，整体朝好的方向发展，再服7剂巩固治疗。

方解：患者以“肢体麻木、刺痛伴头痛、头晕4年，再发加重1个月”为主症，故中医拟诊为“痹症”，患者平素性情焦躁、心烦，为肝郁之象，肝主疏泄，司气机而喜调达，肝气郁滞则周身气机不畅；营卫不和，故见四肢麻木；气滞血瘀，不通则痛，故见肢体刺痛；脑络气血瘀滞，故发为头痛；加之多思多虑伤及血分，致肝脉失养，不能上滋髓窍，清窍失养而致头痛、头晕、失眠。结合舌苔、脉象，辨为太、少合病之肝郁内热证，本病病位在肢体、脑窍，涉及肝、脾，病性为本虚标实之证，方用小柴胡汤+葛根汤加减：方中柴胡平、苦，入肝、胆经，能透泄少阳之邪，兼能疏泄气机，为君药；黄连、黄芩苦寒，清泄少阳之热，白芍柔肝养阴，川芎补血、行气，是以内育阴血以助治本，共为臣药。佐以半夏、枳实调畅气机，兼能止呕，太子参补气益阴，延胡索、羌活、忍冬藤活血行气、通络止痛，甘草调和诸药为使，共奏和解少阳，调和营卫之功。

指导老师贺新民教授按语：本例患者既有躯体疼痛麻木，又有内脏上腹部不适、恶心、痞满等症状，还有情志不遂、心烦、多虑、寐差等。方中小柴胡汤合葛根汤解肌，小陷胸汤清热化痰除痞，再合酸枣仁汤养血安神。

案例三

赵某某，男，68岁，2023年7月15日初诊。

主诉：行动迟缓3年，右侧肢体乏力伴疼痛6个月。

现病史：患者诉3年前无明显诱因下出现行动迟缓，伴右侧肢体乏力疼痛，近6月来症状再发加重，当时未予以重视，未经诊治，今为求中医药系统治疗，遂于我院门诊就诊。

现症见：行动迟缓，右侧肢体乏力，需在助行器下缓慢行走，右肩、右膝及右跟疼痛，生活不能自理，坐立及翻身困难，纳可，睡眠可，二便调。

既往史：既往有“2型糖尿病”病史1年，目前口服阿卡波糖50mg，每日3次降糖，有“脑动脉硬化、颈椎病、腰椎病”病史。

查体：舌淡红，苔薄白，脉弦滑。

中医诊断：痹症。

中医辨证：肝肾亏虚证。

治法：补益肝肾，通络止痛。

方药：独活寄生汤加减。

独活10g，白芍10g，川芎15g，当归15g，桑寄生30g，川牛膝20g，皂角刺10g，黄芪10g，秦艽10g，鳖甲10g，全蝎5g，蜈蚣1g，乌梢蛇10g，地黄10g，防己10g，泽泻10g，泽兰10g，附子10g，青蒿10g，甘草5g；7剂，水煎服，每日一剂，早晚温服。

复诊：行动迟缓，右侧肢体稍有乏力，右肩、右膝及右跟疼痛稍好转，坐立及翻身有所改善，纳可，睡眠可，二便调。舌淡红，苔薄白，脉滑。在原方的基础上加上乳香、没药、丹参，继续服用7剂。

三诊：患者右侧肢体乏力明显改善，疼痛明显减轻，生活能自理。

方解：患者以“行动迟缓，右侧肢体乏力伴疼痛”为主要临床表现，辨病为“痹症”。日久不愈，气血不足，邪客经络，气血流通不畅，故肢体疼痛；正气不足，感外邪，即引动内邪发病，故反复发作，缠绵难愈。痹痛日久，气血虚弱，肢体关节缺乏气血濡养则肌肉消瘦，身体乏力。病性属本虚标实，治宜补益肝肾、通络止痛，方用独活寄生汤加减。方中独活、桑寄生、牛膝补益肝肾；防己、秦艽祛风胜湿；蜈蚣、乌梢蛇温经通络：黄芪、附子温补阳气：当归、川芎、白芍养血和营；全方攻补兼施而获效。

按语：帕金森病日久，肝肾亏虚，经脉失养。日久由阴及阳，气血亏虚，阳失温煦，故拟独活寄生汤补益肝肾，兼益气温阳，散寒通络。

案例四

傅某，女，46岁，2020年10月27日初诊。

主诉：双侧手指晨僵不适半年。

现病史：患者述近半年来无明显诱因下常出现双手晨僵不适，天气变冷或潮湿时加重，曾在我院检查示：CRP升高，RF(+)，但未系统治疗，今来我院门诊再次求治。

现症见：双手指多关节晨起僵硬不适，右手指麻木，活动后可渐缓解，遇冷或湿加重，得温可解，纳呆，寐一般，二便调。

既往史：既往有“颈椎病”史，末次月经42岁，否认药敏史。

查体：双手指无明显畸形，无红肿触痛，舌质暗淡，苔薄白，脉沉细。

中医诊断：尪痹。

中医辨证：风寒湿痹证。

中医治法：祛风散寒，化湿通络。

方药：当归四逆汤合小柴胡汤加减。

当归15g，川芎15g，细辛3g，桑枝30g，羌活10g，白芷10g，柴胡10g，黄芩10g，法半夏10g，白芍10g，党参15g，葛根15g，玄胡15g，苏木10g，藁本10g，蜈蚣5g，全蝎5g，豨莶草10g，防风10g，桂枝10g，炙甘草10g；7剂，每日一剂，水煎取汁，分早晚两次温服。

二诊：服药后患者诉双手指关节晨僵减轻，右手指麻木同前，遇湿冷加重，纳食一般，夜寐欠佳，二便调，舌暗淡，苔薄白，脉沉细，前方基础上加鸡血藤30g、酸枣仁30g，再服10剂。

三诊：患者诉双手指关节好转，晨起时仍有僵硬感，活动时屈伸稍有阻力，手指麻木感减轻，纳食一般，二便可，舌暗淡，苔薄白，脉沉细，嘱其避水及寒凉物品，注意保暖。

按语："风寒湿三气夹杂而至，合而为痹也。"贺老考虑该病例为正气不足，风寒湿痹而成。治疗以疏风散寒、化湿通络、调和营卫，配合全蝎、蜈蚣搜风通络效佳。

案例五

唐某，男，68岁，2020年12月18日初诊。

主诉：双下肢麻木2年余。

现病史：患者诉自两年前始无明显诱因出现双下肢麻木，当时未予以重视，后每遇寒湿天气诱发或加重，自服"丹参片"等，上症反复迁延至今日来中医院门诊求治。

现症见：双下肢麻木，伴双足僵硬，纳食少，大便稍干，小便可，寐可。

既往史：既往有"颈椎病"史，否认药敏史。

查体：舌淡红，苔白，脉细滑。

中医诊断：痹症。

中医辨证：风寒湿痹证。

西医诊断：周围神经炎。

中医治法：祛风除湿，散寒通络。

方药：独活寄生汤加减。

桑寄生20g，独活20g，白芍15g，川芎15g，当归10g，续断20g，川牛膝20g，苏木10g，鸡血藤20g，狗脊10g，桑枝30g，木瓜10g，秦艽10g，细辛3g，黄柏10g，王不留行10g，防己10g，黄芪30g，皂角刺10g，全蝎5g，蜈蚣5g，地黄10g，大枣10g，山药20g，连翘10g，金银花10g；7剂，水煎取汁，每日一剂，分早晚两次温服。

二诊：患者诉服药后双下肢麻木减轻，双下肢僵硬稍有缓解，纳食一般，大便干，小便可，夜寐可，舌淡红，苔白，脉细滑，于原方基础上加乌梢蛇5g，守方再服7剂。

三诊：患者诉双下肢麻木好转，夜间偶有麻木发作，双下肢仍有晨僵表现，但较前好转，纳食一般，二便可，舌淡红，苔薄白，脉细，考虑到患者病程日久，予守方再服10剂。

按语：痹症最早见于《内经》，仲景在秉承《内经》理论基础上，作了更为全面的阐述。总结出外因为重湿邪，内因多为肝肾、脾虚，此患者病久，风湿相搏，正气受损，湿自内生，内外之湿同气相求，痰湿痹阻血脉，肌肉筋骨关节失荣。故予独活寄生汤加减，以祛风湿，止痹痛。

案例六

蒋某某，男性，61岁，2018年1月19日初诊。

主诉：颈项肩背酸痛不适8月余，加重2个月。

现病史：患者诉8个月前无明显诱因下出现颈项肩背酸痛不适，未予治疗，近两月上症加重，颈项强直不适，难以俯仰转侧，两上肢发麻，乏力，纳可，寐差，尿短频，大便干结。

既往史：既往有“脑动脉硬化”史，否认药敏史。

查体：舌暗红，苔薄白，脉细滑。

辅助检查：X线检查示C_5、C_6、C_7呈骨质增生改变。

中医诊断：项痹。

中医辨证：瘀血痹阻。

西医诊断：颈椎病。

中医治法：活血化瘀，通络止痛。

方药：血府逐瘀汤加减。

赤芍10g，当归15g，枳壳10g，桃仁10g，红花6g，川牛膝10g，葛根20g，桑枝30g，川芎10g，月姜黄10g，生地黄15g，柴胡9g，炙甘草6g，蜈蚣1条；共5剂，水煎服，每日一副，分两次温服。

二诊：患者症状明显改善，唯颈肩部仍觉僵硬、麻木，上方加威灵仙、桑枝，继服14剂。

三诊：患者稍有双上肢夜卧麻木之感，余症已除，效不更方，二诊方再进7剂，以资巩固。

按语：颈椎病属中医“项痹”范畴，该患者病入血络，气血不畅，瘀血痹阻，故予血府逐瘀汤活血通络，辅以舒筋之品，因而获效。

案例七

陆某某，女，65岁，2019年4月19日初诊。

主诉：间发头项部疼痛10余年，复发加重10余天。

现病史：患者自诉10余年前始常发头项部疼痛，在多地求治，上症反复，近10天来头项不适，项部紧痛明显，今来中医院门诊求治。

现症见：头项部胀痛，头紧，双耳交替性耳鸣，夜寐差，入睡困难，腰痛，纳可，二便调。

既往史：既往有“腰椎间盘突出症”病史。

舌脉象：舌质淡红，苔薄白，脉细弦。

中医诊断：项痹(风寒痹阻证)。

西医诊断：①颈椎病；②腰椎间盘突出症。

中医治法：疏风散寒，活血止痛，舒筋止痛。

方药：自拟颈椎病方。

柴胡10g，黄芩10g，白芍12g，法半夏10g，党参15g，川芎15g，当归15g，桑枝30g，葛根15g，玄胡10g，白芷15g，蔓荆子10g，蒺藜15g，苏木10g，藁本10g，穿山甲5g，羌活6g，细辛3g，桑寄生20g，川牛膝10g，陈皮10g，甘草5g；10剂，每日一剂，水煎服，分早晚两次温服。

二诊：患者诉颈项部胀痛减轻，仍有夜寐差，去桑枝、葛根、苏木、穿山甲、细辛；加用酸枣仁15g、茯神30g、知母10g，再服7剂。

三诊：患者诉夜寐改善，纳可，二便调，再服7剂巩固疗效。1年后随访未复发。

方解：患者年过6旬，肝肾已亏日久，因劳作或不良习惯而颈项骨体受损，经络不畅，气血瘀阻，不通则痛。颈项在上，风邪易袭，风害之邪易留阻于头部经络而发病，治疗上应当祛风散寒，活血止痛，舒筋活络。贺老认为当今体弱之人，不耐经典项痹方“葛根汤”中的麻黄、桂枝，可用小柴胡汤代之，以羌活、藁本、细辛之类散寒止痛，桑枝、葛根解肌舒筋，久病多瘀，以川芎、当归、苏木活血化瘀，更用穿山甲走窜之性，共奏祛风散寒、活血通络、舒筋止痛之效。

按语：本方在治疗现代都市人伏案工作，或现今生活方式导致的颈项疼痛上效果颇佳。

案例八

周某某，男，63岁，2019年4月26日初诊。

主诉：间发头晕头痛20余年，再次加重3天.

现病史：患者诉20年前无明显诱因出现头晕目眩，甚则头痛，劳累及感情激动时易诱发，在外院诊断为“颈椎病”，予以口服中药治疗(具体不详)，疗效不明显。近3天无明显诱因头晕头痛加重，为求进一步诊治特来我院就诊。

现症见：头晕头痛，颈项部及腰部胀痛，全身游走性疼痛，久坐后双下肢水肿，纳少，寐差，尿少，大便干结。

既往史：既往有“脑梗死”病史2次，有“糖尿病”“高血压病”病史。

舌脉象：舌质红，苔黄腻，脉弦滑数。

中医诊断：项痹(阴虚郁热证)。

西医诊断：①颈椎病；②脑梗死；③高血压病；④糖尿病。

治法：育阴清热，通筋活络。

方药：颈椎病方加减。

柴胡10g，黄芩10g，白芍12g，法半夏10g，党参15g，川芎15g，当归15g，桑枝30g，葛根15g，玄胡10g，白芷15g，蔓荆子10g，蒺藜15g，苏木10g，藁本10g，丹参20g，羌活6g，细辛3g，桑寄生20g，川牛膝10g，降香10g，泽兰10g，泽泻10g，乳香10g，黄芪30g，地黄10g，瓜蒌子10g，枳实10g，桃仁10g，甘草5g；10剂，水煎服，分两次温服。

二诊：患者诉颈项部胀痛减轻，仍有头晕头痛，去党参、葛根、泽兰，加用天麻片20g，茯神30g、桂枝10g，再用10剂。

三诊：患者诉夜寐较前改善，头晕头痛减轻，去白芍，加用赤芍10g，地龙10g，半年后随访症状缓解，未复发。

方解：本患者基础疾病较多，症状较多，临证时要抓住主要矛盾。以颈椎病、头晕头痛项痛不适为主病主症；患者病情虚实夹杂，为本虚标实之证，以肝肾阴虚为本，痰浊，水饮，瘀血为标；患者诉求众多，我们临证时要遵循辨证论，理法方药需保持一致，要有整体观念，整体调治，可以复方组方，对多症者往往效佳。

按语：本例病案，为虚实夹杂之证，治疗标本兼顾。气虚、血瘀乃中风之病机，故用补阳还五汤之义；经络气血痹阻，复感外邪，故用颈椎病方之义。

案例九

贺某某，女，52岁。

主诉：头晕伴颈项胀痛不适2个月。

现病史：患者诉2个月前无明显诱因出现头晕伴有颈项胀痛，当时未予以重视，今日症状加重，为求进一步诊治，特来我院就诊。

现症见：头晕，颈项胀痛，右侧尤甚，腰膝酸软，心烦寐差，鼻塞，夜尿频，2～3次/晚。纳食一般，大便调。

既往史：既往有“高血脂”病史。

舌脉象：舌质红，苔薄黄，脉弦细。

中医诊断：项痹(肾虚血瘀证)。

西医诊断：①颈椎病；②腰椎间盘突出症。

治法：温经散寒，活血通络。

方药：颈椎病方。

柴胡10g，黄芩10g，白芍12g，法半夏10g，党参15g，防风15g，桂枝15g，羌活15g，葛根15g，川芎10g，当归15g，黄连5g，白芍15g，苏木10g，藁本10g，延胡索20g，羌活6g，细辛3g，桑寄生20g，川牛膝10g，桑枝10g，全蝎5g，蜈蚣1条，陈皮10g，干姜5g，鱼腥草10g，连翘10g，甘草5g；7剂，水煎服，分两次温服。

二诊：患者诉颈项部胀痛好转，仍有心烦气躁，寐差，去全蝎、蜈蚣、桂枝，加用郁金10g、酸枣仁15g、茯神30g，再用7剂。

三诊：上症较前均有好转，去苏木、葛根、法半夏。加用天麻片10g、百合10g，再用7剂巩固疗效。1年后随诊未复发。

方解：贺老自拟“颈椎病方”治疗项痹，其组方中合川芎茶调散和小柴胡汤，前者温经散寒，后者扶正祛邪，配合鱼腥草等清热解毒。

按语：因时因地因人，结合患者症状，参照《伤寒论》桂枝汤、葛根汤，葛根汤证更符合本案例。

案例十

高某，女性，44岁。

主诉：四肢关节疼痛2年。

现病史：患者诉2年前无明显诱因出现四肢关节疼痛，自服“布洛芬”疼痛减轻，但症状反复。

现症见：四肢关节疼痛、冷痛，受凉后加重，恶风，自觉四肢沉重，纳呆，寐差，二便调。舌淡红，苔白腻，脉滑。

中医诊断：痹症。

中医辨证：风寒湿痹。

治则：散寒除湿、祛风通络。

方药：风湿痹痛汤加减。

秦艽15g，独活15g，薏苡仁10g，木瓜10g，陈皮10g，党参15g，当归15g，没药10g，苏木10g，血竭3g，桃仁10g，牡丹皮10g，甘草5g；共7剂，水煎服，每日一剂，分温再服。

二诊：服药后，患者疼痛缓解，无恶风，进食较之前增加。仍四肢沉重，易疲惫。舌淡苔白，边有齿痕。于上方加党参至30g、白术15g、建曲10g，再服15剂。

三诊：上诸症明显好转，偶有四肢关节疼痛，大便溏。舌淡红，苔薄白，边有齿痕。守方7剂。

方解：《素问·痹论篇》曰："风寒湿三气杂至，合而为痹也。"又曰："其风气胜者为行痹，寒气胜者为痛痹，湿气胜者为著痹也。"痹症是指机体正气不足，卫外不固，邪气乘虚而入，致使气血瘀滞，经络痹阻，引起肌肉、关节、筋骨疼痛、沉重、麻木。甚至活动不利，关节肿大变形。本患者为女性中年，四肢关节冷痛，恶风，自觉身体沉重，故诊断为"痹症，风寒湿痹"。痹症的治疗以祛邪通络、缓急止痛为主。

按语：风寒湿杂至，合而为"痹"，明确指出痹症为风寒湿外邪闭阻经络，气血运行不畅而致不通则痛，这是痹症形成的外因。内因为"邪之所凑，其气必虚"，人之气血亏虚，肝肾不足，是痹症形成的内在因素。脾主运化，肝主筋，肾主骨，因此痹症由内外因相结合而成，故痹症的治疗为分清虚实，辨别风、湿、寒的偏重，肝、脾、肾之偏虚，扶正祛邪方为正治。又痹症日久，瘀血阻络，则活血祛瘀，甚则须搜风通络。

案例十一

王某，男性，58岁。

主诉：胸闷心痛伴颈枕部胀痛1年，加重1周。

现病史：患者诉1年前无明显诱因出现胸部闷痛，心悸，自服血塞通分散片与速效救心丸，症状稍好转，但病情反复。

现症见：胸闷，心痛，胸部憋闷不适，终日如此，与活动无关，心情焦虑时加重，颈枕部胀痛，揉之缓解，头晕，无恶心呕吐。纳可，寐差。二便调。舌淡红，苔黄，脉弦。

既往史：既往有腰椎间盘突出病史。

中医诊断：项痹。

中医辩证：气滞血瘀。

治则：疏肝理气，活血通络。

方药：柴胡疏肝散加减。

柴胡10g，茯苓20g，法半夏10g，党参15g，川芎15g，当归15g，桑枝3g，葛根15g，羌活10g，白芷10g，木香10g，丹参10g，降香10g，元胡10g，郁金10g，白芍10g，穿山甲3g，皂角刺5g，细辛3g，甘草5g；共7剂，水煎服，每日一剂，分温再服。嘱患者放松心情，多与人沟通，学会调节情绪。

二诊：服药后患者颈部胀痛缓解，胸闷心慌明显缓解，头晕，寐差。舌尖红，苔薄白，脉弦数。上方去穿山甲，加天麻15g、黄连5g、黄芩10g。再服14剂。

三诊：服药后患者诸症减轻，上方去黄连、黄芩。守方再服7剂。

按语："颈心综合征"病位在颈椎，而表现为"心病"。随着现代生活方式的改变，"颈心综合征"病例日渐增多，往往易出现误诊，结合病人承担的较大的心理负担和经济负担，往往被误诊为"心源性疾病"。只要排除了心源性疾病，治疗上按颈椎病或项痹治疗，诸证可得到迅速缓解，不论是胸闷还是胸部胀痛或心慌、心律失常，均可解除。吾门诊收治数例，无不立竿见影。

案例十二

凌芊芊，女，63岁，2019年3月26日初诊。

主诉：间发左侧肢体冷痛40余年，复发加重1周。

现病史：患者述40余年前始无明显诱因常出现左侧肢体冷痛，曾经于诊所治疗，上症反复，近1周来上症复发加重，今为求系统诊治，于我院门诊就诊。

现症见：左侧头面部不温，恶风，疼痛，左侧肢体畏寒，得温则减，耳鸣，头隐痛，胃脘部灼热，纳食少，寐欠安，小便可，大便调。

既往史：既往有"颈椎病"病史。

查体：舌质淡红，苔黄腻，脉弱。

中医诊断：血痹。

中医辨证：阳虚血凝，脾虚湿盛。

西医诊断：自主神经功能紊乱症。

中医治法：益气温经，和血化湿。

方药：黄芪桂枝五物汤合参苓白术散加减。

黄芪50g，桂枝10g，防风10g，党参20g，白术10g，茯苓20g，白扁豆10g，陈皮10g，山药20g，砂仁6g（后下），薏苡仁20g，当归15g，柴胡10g，赤芍10g，川芎15g，枳壳10g，香附10g，泽泻10g，鸡内金10g，延胡索10g，法半夏10g，黄连5g，五味子10g，酸枣仁20g，桑枝30g，葛根15g，皂角刺10g，羌活6g，白芷10g，珍珠丹10g（先煎），海蚌含珠10g；7剂，每日一剂，水煎服，分早晚两次温服。

二诊：患者诉服药后左侧头面部不温减轻，恶风，疼痛，左侧肢体畏寒减轻，得温则减，耳鸣减轻，头隐痛，胃脘部灼热，纳寐可，二便调。舌淡红，苔薄黄，脉弱。据现症加厚朴15g、海螵蛸15g，减去酸枣仁、鸡内金、泽泻、半夏，再服14剂。

三诊：患者诉服药后左侧头面部不温明显减轻，恶风，疼痛，左侧肢体畏寒明显减轻，得温则减，耳鸣明显减轻，头隐痛明显减轻，胃脘部灼热明显减轻，纳寐可，二便调。舌淡红，苔薄白，脉弦。守方14剂。

方解：患者左侧肢体不温畏寒，非全身不温，考虑为肢体失于温煦，阳气不足，血脉凝涩所致，治疗上当益气温经，和血通痹，予以黄芪桂枝五物汤。患者纳少、苔黄腻，为脾虚湿盛之象，予以参苓白术散益气、健脾、化湿，配合白芷、羌活、防风以祛风、散寒、止痛，桑枝、葛根和血舒筋活络，丹参、赤芍、川芎活血通络。另患者舌苔黄腻，考虑久病湿郁化热，故配伍黄连、薏苡仁、海蚌含珠和法半夏清热利湿。方中延胡索为血中气药，理气和血，柴胡为升阳经专药，类比一侧肢体引经之药。

按语：本例病案，病史较长，涉及病机较复杂，一是阳虚寒凝，二是脾胃虚弱，三是肝胃不和、阴气不布，故用黄芪桂枝五物汤温阳，参苓白术散健脾，四逆散调和肝胃。

案例十三

李某某，女，39岁。

主诉：颈项肩背疼痛不适9个月，加重4天。

现病史：患者诉9个月前无明显诱因出现颈项肩背疼痛，牵制不适，伴有头晕眼花，近4天来(以初诊当天计算)上症加重，今为求中医药系统治疗，遂来中医院诊治。

现症见：颈项肩背疼痛，牵制不适，伴有头晕眼花，俯仰转侧时明显，双上肢发麻，握物乏力，纳食差，寐差，尿可，大便干结。

既往史：既往体健，末次月经本月10号。

查体：舌质暗红，苔薄白，脉细滑。

辅助检查：无。

中医诊断：项痹。

中医辨证：瘀血阻滞证

中医治法：理气活血，通络止痛。

方药：血府逐瘀汤合葛根汤加减。

赤芍10g，当归10g，枳壳10g，桃仁10g，红花10g，川牛膝10g，葛根15g，川芎15g，姜黄10g，生地黄15g，柴胡10g，蜈蚣1条，炙甘草6g，桑枝30g，羌活9g，延胡索15g；7剂，水煎服，每日一剂，分两次温服。

二诊：颈项肩背疼痛有所好转，牵制不适有所好转，头晕眼花有所改善，双上肢发麻有所好转，握物乏力有所好转，纳食一般，寐一般，尿可，大便可。舌质红，苔薄白，脉滑，在原方的基础上加酸枣仁、山楂、党参等继续服用7剂。

三诊：颈项肩背疼痛明显好转，无牵制不适，头晕眼花明显改善，双上肢发麻明显好转，握物乏力明显好转，纳食可，寐可，尿可，大便可。舌质红，苔薄白，脉滑，继续守方治疗15剂。

按语：本病例久病入络，瘀血阻滞，与血府逐瘀汤证方一致。加葛根汤舒筋活络，蜈蚣通络，延胡索理气止痛，桑枝引药直达病所。药物温泡上肢可温通经络，血行筋舒。

案例十四

刘某某，男，72岁。

主诉：右下肢肿胀，疼痛反复发作6个月。

现病史：患者诉6月前无明显诱因出现右下肢肿胀，长途行走时小腿疼，曾在南华附一医院经下肢静动脉彩超示：右下肢静脉血栓形成，口服过“华法林”等，但未坚持，未见疗效，今为求中医药系统治疗，遂来中医院诊治。

现症见：右下肢肿痛，皮色暗红，行走约100m后跛行，右下腿外痛甚，休息可渐缓，纳可，寐可，二便调。

既往史：既往有“2型糖尿病”病史。

查体：舌质红，苔黄，脉弦。

辅助检查：无。

中医诊断：脉痹。

中医辨证：血瘀痹阻证。

中医治法：清热解毒，化瘀通络。

方药：四妙勇安汤加减。

金银花30g，防己10g，玄参15g，黄柏10g，当归15g，乳香6g，没药10g，丹参15g，水蛭10g，红花6g，茯苓皮15g，陈皮9g，甘草10g，泽兰10g，鸡血藤20g；7剂，水煎服，每日一剂，分两次温服。

二诊：右下肢肿痛有所好转，皮色暗红的颜色变淡，行走约300米后才跛行，右下腿外痛稍有缓解，纳可，寐可，二便调。舌质红，苔薄黄、脉弦，在原方的基础上加用桃仁、地龙、蜈蚣等，继续服用7剂。

三诊：右下肢肿痛明显好转，皮色暗红的颜色变淡明显，长时间行走也不会跛行，右下腿外痛明显缓解，纳可，寐可，二便调。舌质红，苔薄黄，脉滑，继续守方治疗一个月左右。

按语：四妙勇安汤为治脱疽(即血栓闭塞性脉管炎)之圣方，能清热解毒，活血化瘀，四药量大力足。为“妙”“勇”“安”之意，本病例病久致瘀，加水蛭破血，丹参、没药活血化瘀。小剂量乳香、红花活血止痛，防己、茯苓皮、泽兰利水湿消肿胀等。

案例十五

刘某，男，72岁。

主诉：反复右下肢肿胀、疼痛3月余。

现病史：患者于3个月前出现右下肢肿胀疼痛，曾至其他医院行下肢血管彩超，提示下肢静脉血栓形成，经治疗后症状仍反复发作。

现症见：右下肢肿痛，皮色暗红，局部压之凹陷，行走时需停下休息，纳寐可，大小便可。

既往史：有“糖尿病”病史。

查体：舌质红，苔黄，脉弦。

中医诊断：痹症。

中医辨证：湿热瘀阻证。

中医治法：清热利湿，活血止痛。

方药：四妙勇安汤加减。

金银花60g，玄参60g，当归30g，甘草5g，丹参10g，红花10g，陈皮10g，防己10g，黄柏10g，乳香10g，没药10g，水蛭5g，茯苓皮10g；共7剂，水煎服，分早晚两次温服，每日一剂。

二诊：患者诉右下肢疼痛减轻，肿胀较前好转，纳寐可，大小便可，于上方加泽泻15g、秦艽10g，再服14剂。

三诊：患者诉右下肢疼痛肿胀明显减轻，皮色暗红减轻，大小便可，予前方加鸡血藤15g，守前方再服14剂。

按语：患者肢体肿痛，拟诊为“痹症”，为火毒内蕴或寒湿化热、血行不畅、气血瘀滞、瘀阻经脉所致，方中金银花清热解毒，当归活血散瘀，玄参泻火解毒，甘草清热解毒，四味药物量大而力专，服药后勇猛迅速，故曰“四妙勇安”。久病有瘀，方中红花、丹参、水蛭可加强活血逐瘀之功效。

案例十六

唐某某，女，77岁。

主诉：双下肢疼痛1年。

现病史：患者诉1年，无明显诱因下出现双下肢疼痛，夜间症状明显，白天缓解，未系统治疗。

现症见：双下肢疼痛，夜间尤甚，日间缓解，失眠多梦，夜间睡眠约3小时，纳食一般，大便干结，小便可。

既往史：否认既往病史，否认药敏史。

查体：舌红，苔薄白，脉弦细。

中医诊断：痹症。

中医辨证：肝肾亏虚。

中医治法：补益肝肾，祛瘀通络。

方药：独活寄生汤加减。

桑寄生20g，独活20g，白芍10g，川芎15g，当归15g，狗脊10g，续断20g，牛膝20g，苏木10g，鸡血藤20g，桑枝30g，木瓜10g，秦艽10g，细辛3g，黄柏10g，乳香5g，没药10g，防风10g，防己10g，木通10g，玄参20g，枳实10g，五灵脂10g，蒲黄10g，甘草5g；共7剂，水煎服，分早晚两次温服，每日一剂。

二诊：患者诉双下肢疼痛减轻，夜间睡眠仍欠佳，大便稍干，小便可，于上方加制远志15g、茯神10g、柏子仁10g，再服14剂。

三诊：患者双下肢疼痛明显减轻，行走尚可，夜间睡眠改善，大小便可，前方去木通、防己，再服14剂。

按语：患者下肢疼痛，拟诊为“痹症”，因肝肾亏虚，筋脉失养，故不荣则痛，久病必瘀，瘀血痹阻络脉，不通则痛，患者夜间痛甚，为瘀血之象。

案例十七

雷某某，女，30岁。

主诉：右手麻木半年。

现病史：患者诉半年前无明显诱因下出现右手麻木，伴有颈项僵硬酸胀，活动后症状缓解，未进行系统治疗。

现症见：右手麻木，手背发凉，颈项僵硬酸胀，右背部紧绷感，胁肋胀痛，纳可，夜寐差，大小便可。

既往史：否认既往病史，否认药敏史。

查体：舌淡红，苔薄白，脉弦。

中医诊断：项痹。

中医辨证：风寒湿痹。

中医治法：温经活血，散寒止痛。

方药：桂枝葛根汤加减。

黄芪30g，桂枝10g，白芍10g，生姜5g，大枣5枚，葛根30g，茯苓15g，鸡血藤10g，丹参20g，白术10g，延胡索10g，泽泻10g，胖大海10g，苍术10g，夜交藤10g，甘草5g；共7剂，水煎服，分早晚两次温服，每日一剂。

二诊：服药后患者诉颈项僵硬，酸胀感明显减轻，右手麻木缓解，背部紧绷感及胁肋胀痛减轻，纳可，夜寐一般，大小便可，于上方加茯神10g、丝瓜络15g、秦艽10g，再服7剂。

三诊：患者诉无明显颈项僵硬感，偶有右手麻木，夜间睡眠改善，二便调，予前方去生姜、大枣、胖大海，守前方再服7剂。

按语：患者右手麻木，伴有颈项僵硬、酸胀，考虑是由颈椎病引起的肢体麻木。久坐或长期持同样姿势可导致气血活动不畅，加之风寒之邪痹阻经络，不通则痛，当治以温经活血、散寒止痛之桂枝葛根汤加减。

案例十八

王某某，男，41岁。

主诉：间发四肢多关节疼痛9月余，加重3天。

现病史：患者诉9个月前无明显诱因下出现四肢多关节疼痛，间断发作，曾至多地就诊，但疗效不佳，无明显好转，近3天有加重趋势。

现症见：四肢关节肿痛，以双侧腕关节、肘关节、膝关节为主，晨僵，行走艰难，胸腹痞满，纳食少，寐差，二便调。

既往史：有“脑动脉供血不足”病史。否认药敏史。

查体：舌暗红，苔白腻，脉沉细。

中医诊断：痹症。

中医辨证：着痹(痰湿痹阻，气虚血瘀)。

西医诊断：风湿性关节炎。

中医治法：渗湿健脾，益气活血。

方药：薏苡仁汤加减。

薏苡仁30g，防风10g，当归15g，延胡索30g，僵蚕10g，苍术10g，羌活10g，独活10g，制川乌10g(先煎)，麻黄10g(后下)，川芎15g 桂枝10g，秦艽15g，红花8g，炙甘草6g；5剂，水煎服，分早晚两次温服，每日一剂。

二诊：服药后患者诉四肢关节肿痛稍减轻，晨僵稍缓解，行走欠佳，胸腹痞满减轻，饮食欠佳，夜间睡眠稍好转，大小便可，于上方加鸡血藤20g、法半夏10g、陈皮15g，再服14剂。

三诊：患者诉服药后诸症明显改善，去制川乌、麻黄，加地龙10g，守方再服14剂。

按语：患者体弱，正气不足，感受风寒湿邪，外邪注于肌表经络，流于关节筋骨，致气血痹阻，不通则痛发为本病。化痰除湿是本病治疗原则，配伍活血化瘀、益气健脾化湿之品，适合本病例正虚、痰湿、瘀血三方面病机。

第六章　头痛眩晕的治疗

头痛是指患者感到头部疼痛的症状，可能是由于外邪侵袭、脑系疾病、全身性疾病等引起的。偏头痛、面风痛、厥阴头痛等都可能独立作为病种存在。眩晕则是头晕眼花、视物旋转动摇的症状，可能是由于气血不能上荣于头，风阳、火热上扰、痰浊、瘀血阻塞等导致的。不同的疾病如虚眩、耳眩晕、脑瘤等都可能表现为眩晕的症状。

一、头痛眩晕的中医病因病机与治疗原则

头痛和眩晕是临床最常见的两个不同的自觉症状，见于多种神经内科疾病中，它们可以单独出现，亦可同时并见。

中医认为头部是人体多数经脉(主要指阳经)气血汇聚之处，称为“诸阳之会”，气血营养供给丰富，感觉最为灵敏，故脏腑气血功能失调均可引起头痛、眩晕。另一方面头居最高位，所谓“高巅之上，唯风可到”，说明头部易受外邪侵犯而发生头痛等症。

引起本症的原因虽多，但不外乎外感和内伤。外感则为六淫之邪，内伤则因肝阳偏亢、肝火上炎，或气血阴精不足，不能上荣，以及头部外伤震荡、瘀血痰阻等，均可发生头痛和眩晕。

一般来说，感受外邪引发头痛的情况较为常见，而眩晕通常与内伤头痛一同出现，其发病原因大致与内伤头痛相似，治疗方法也基本一致，因此两者可一起讨论。在现代医学中，头痛和眩晕只是2个不同的症状，然而颅内疾患、五官科疾病及全身性病变都可能导致这些现象的出现。这些症状有时可能是某些严重疾病的预兆，因此我们必须透过表面现象，抓住其内在本质，详细询问病史，进行细致的检查，注意头痛的部位、性质和持续时间，以及其伴随的其他症状，作出鉴别诊断，找出引发头痛和眩晕的原因，然后针对性地进行中西医结合治疗。

（一）病因病机

引发头痛的原因多种多样，其中六淫之邪从表面入侵经络，直接影响巅顶部位，导致清阳之气受阻而引发的头痛，称为外感头痛。此外，由于机体本身脏腑气血功能失调引起的头痛，称为内伤头痛，这种头痛常伴有眩晕出现，有时也可能单独发生。内伤头痛一般是由痰浊蒙蔽清窍、瘀血阻滞经络，或因肝阳上亢、肝火上炎、阳气暴涨，或由于气血不足无法上荣，以及肾虚阴精不足、髓海空虚等原因引起的。

现将发病机理及类型归纳如下：头痛日久，屡发不愈，则其病因较为复杂，往往外感、“头风(痛)”，症情顽固，常经用一般方法治疗无效。内伤并存，且久痛入络，形成痰瘀交阻之证。

（二）辨证施治

头痛首先必须分辨外感还是内伤，可从病史、病程及症状体征等方面分析。

病史：外感头痛有外感病史，内伤头痛有内伤病史。

症状及体征：外感头痛常见表证，但寒热等症较轻或无，其他症状即便有亦属次要；内伤头痛无表证可见，可有其他内伤兼证，且常伴有头晕。

病程：外感头痛一般较短；内伤头痛一般较长，亦可由外感头痛失治、误治，反复受邪，病情迁延不愈转化而来。

1. 外感头痛

根据受邪性质及发生症状主要分为风寒、风热(火)两大类，单独感受风邪并不多，常见挟寒、热(火)，有时又可兼挟暑和湿邪。本类头痛常发生于吹风、受冷、淋雨或烈日暴晒之后，发病时可伴有轻微寒热、鼻塞、咽痛等症状，也有在感冒之后，头痛延续不已的。治疗原则以祛散外邪为主。

(1) 风寒头痛　头痛多在前额，拘急收引，往往连及项背，头部怕风怕冷，喜裹扎，口不干，舌苔薄白，痛甚时脉弦。

治疗原则：祛风散寒。

(2) 风热(火)头痛　头痛而胀，痛势较剧，头中觉热，喜凉吹风，热重时口鼻发干、咽红痛，或有牙痛，大便秘结，小便黄，舌苔黄，脉带数。

治疗原则：疏风清热。

此外，风热(火)头痛中有一种所谓“鼻渊头痛”，头痛偏于额部、鼻根部，鼻塞不闻香臭，流腥臭浊涕。常发生于感冒之后，系风热上受、熏灼鼻窍所致，需加用通通利鼻窍药物，如苍耳子、辛夷花、清肝保脑丸(藿香、猪胆汁)等。

2.风湿头痛

头痛、头昏重，头胀如裹，全身困倦酸痛，或有胸闷、呕恶、腹胀、便溏、舌苔白腻，脉濡。

治疗原则：祛风化湿。

另外，在夏令暑季最易感受暑湿之邪，常有头痛昏闷，身体困顿，纳差，肿胀，舌苔腻微黄，或有低热等，应祛暑化湿。

3.内伤头痛、眩晕

内伤头痛常和眩晕同时出现，故一并讨论。

(1)肝阳上扰

本型平时有肝阴血亏损或肝肾不足的证候，可因忧思烦劳升动肝阳，发生眩晕和头痛。

症见眩晕、头胀和头痛，或有颈项板紧感，急躁易怒，不耐烦扰，面部时觉烘热，苔薄舌红，脉弦。

治疗原则：平肝潜阳。

此外，肝阳挟痰上扰，可见眩晕阵发，自觉天昏地转，不能睁眼，眼球震颤，每伴耳鸣，恶心呕吐，不思饮食，倦怠乏力等，苔黏腻，脉弦滑。此不但与肝有关且和脾虚生湿聚痰有关，宜祛痰息风，方用半夏白术天麻汤。若痰郁化火，又有头目胀痛、心烦口苦、苔黄腻等，可用黄连温胆汤加减。眩晕呕吐止，常遗有脾胃虚弱证，或因呕吐频繁，伤及胃阴，可分别选用香砂六君子汤、养胃汤调理。

(2)肝火上炎

本型属实证，虽有肝火旺盛见证，但以头面部症状为主，可因外感风热发展而来，少数为肝阳亢盛有余便成“火”，肝火清后应注重养肝，以防复发。

症见头痛较剧，或痛在两太阳穴，胀痛如裂，有跳痛感，或有目赤、耳鸣，或耳流脓水，烦躁易怒，口苦口干，小便黄赤，大便秘结，舌苔黄质红，脉弦数。

治疗原则：清泻肝火。

(3)血不养脑

本型常见于失血、虫病，或脾胃虚弱、消化不良所致心脾两虚的患者。症见头痛绵绵，伴头昏晕，突然坐起站立加重，平卧低头则轻，面色发白或萎黄，唇甲不华，少气乏力，不耐劳累，劳则心悸，或有纳差食减等，苔薄舌淡，脉濡细。

治疗原则：补气养血，滋养心脾。

血虚导致肝旺，见头痛较重，面部烘热等，加旱莲草、白蒺藜、菊花、钩藤等养肝平肝药；脾胃虚弱，纳差、便溏，加健脾药物。

(4)肾精髓海不足

本型常见于年老肾虚患者，特点是无明显上部阳亢之象，故头痛为轻，眩晕较著。

症见头昏眼花，神志呆钝，记忆力减退，耳鸣耳聋，腰膝酸软，手足麻木，遗精等，脉细弱。

治疗原则：补肾益精。

偏于阴虚，可见五心烦热、盗汗、遗精、舌红、脉细数等，宜滋阴补肾，方用杞菊地黄丸加减；偏于阳虚，可见形寒精冷、阳痿、尿频数等，宜温阳补肾，方用右归丸加减。

至于瘀血痰浊所致头痛、眩晕，常由于头部受伤，脑受震荡，瘀血停蓄；或为外邪受阻经脉，内伤气血，产生痰瘀，使脉络阻塞，气血不通，清阳不升，以致头痛屡发不止，伴有眩晕，头痛有定处，痛如钻如刺，或为钝痛，舌青紫或有瘀斑，目光暗滞。治疗时应活血行疲通络，用通窍活血汤为主加减治疗。但因本型除外伤所致外，均病程较长，病因复杂，病情顽固缠绵，常与全身状况有密切关系，故此类头痛又称之为“头风(痛)”，治疗方面在运用活血行瘀通络方法的同时，可随证加入祛风、散寒、清热、益气、养血、化痰、平肝药物，以祛除病因，改善机体状况，更有利于头痛眩晕的消除。

另外，值得一提的是，头痛眩晕乃高血压病常见症状，中医辨证则责之于风。盖风性上窜，易犯巅顶，“诸风掉眩，皆属于肝”故也。自刘河间创“内火召风”之说，明清医家从而阐发治内风之法，粲然大奋。然此病多本虚标实，病人素质又有阴阳偏胜偏衰之殊，故用药须权衡轻重缓急，慎防跌扑、厥脱之变，是为要着。

二、治疗头痛眩晕的经验总结与医案分析

案例一

盛某，女性，87岁。

主诉：头晕2年，加重1周。

现病史：患者诉2年前无明显诱因出现头晕，自服“血塞通分散片”，稍有减轻，但症状反复。

现症见：头晕，自觉有昏沉感，胸闷不适，无恶心呕吐，纳呆，寐可，大便干结，小便可。

中医诊断：胸痞。

中医辨证：痰浊中阻。

治则：宽胸散结，清热化痰。

方药：小陷胸汤加减。

陈皮10g，黄连5g，瓜蒌子10g，枳实10g，枳壳10g，连翘10g，鱼腥草10g，防风10g，川芎15g，当归15g，桑枝3g，葛根10g，白芷10g，地龙10g，鸡内金10g，元胡10g，太子参30g，苦杏仁10g，桂枝10g，甘草5g；共7剂，水煎服，每日一剂，分温再服。

二诊：服药后头晕减轻，胸闷较前缓解，二便调，纳欠佳。上方去黄连加山楂10g，守方继续服用14剂。

三诊：服药后患者诸症减轻，守方继续服用7剂。

方解：《伤寒论·辨太阳病脉证并治》："小结胸病，正在心下，按之则痛，脉浮滑者，小陷胸汤主之。"方论选录，故柯琴在《伤寒来苏集·伤寒附翼》中有："热入有浅深，结胸分大小。心腹硬痛，或连小腹不可按者，为大结胸，此土燥水坚，故脉亦应其象而沉紧止在心下，不及胸腹，按之知痛不甚硬者，为小结胸，是水与热结，凝滞成痰，留于膈上，故脉亦应其象而浮滑也。秽物据清阳之位，法当泻心而涤痰。"此方中，小陷胸汤意为化痰理气。用黄连除心下之痞实，半夏消心下之痰结，寒温并用，温热之结自平。栝楼果实色赤形圆，中含津液，法象于心，用以为君，助黄连之苦。且以滋半夏之燥，为除烦涤痰、开结宽胸之剂。合用苦杏仁、桔梗，上宣肺气，下通腑气，入葛根、桑枝舒经活络，连翘、鱼腥草清热解毒，太子参益气扶正，枳壳、鸡内金、元胡理气消食和胃，诸药合用，共奏宽胸涤痰之效。

按语：小陷胸汤为《伤寒论》中胸痹心痛之方，以胸下痞为特征，然其方立意于宽胸散结，适合痰热郁阻之证，然上能化痰清热散结，下能宽肠理气，故对于病理属于痰热，病机为胸闷脘痞，大便郁结之痰热瘀结、腑气不通之证，甚为合拍。今患者头晕、胸闷不适，脘痞便结，其病机与小陷胸汤合拍，故属异病同治，况年迈便秘，切忌攻下。

案例二

刘某，女，65岁。2021年11月17日初诊。

主诉：自觉头晕、肢体及躯体疼痛不适1个月余。

既往史：既往有"糖尿病，高血压，慢性病毒性乙型肝炎，颈椎间盘突出"等病史。

现症见：间发头晕，发作后数秒内可自行缓解，与体位无关，劳累后加重，自觉躯体、四肢疼痛不适，偶心悸，纳可，寐欠佳，二便正常，舌暗红，少黄，脉沉细涩。

中医诊断：郁证。

中医辨证：气血亏虚合肝郁气滞证。

中医治法：益气养血，疏肝解郁。

方药：四逆散合四物汤加减。

黄芩10g，柴胡10g，川芎15g，当归15g，玄参10g，地黄10g，白芍10g，甘草5g，全蝎5g，路路通6g，川木通10g，莲子心5g，金银花10g，桑枝30g，地榆10g，鸡血藤15g，天麻15g，王不留行10g，蜈蚣1条。

2021年11月24日二诊：患者躯体、肢体疼痛感较前明显缓解，头晕稍好转，续原方守方治疗。

方解：本病属“郁病”范畴，病机以脏腑气血亏虚进而引发肝郁为主要病机，其病位主要责之心、肝、脾之精气损伤；主要因素体心肝脾阴虚，阴不治阳，肝阳偏亢，风阳上扰则发头晕，“风善行而数变”，故而症状时发时止，肝血亏虚易致肝气郁结，气机运行障碍，肝郁化火，内扰心神，发为本病。故而主方以四逆散透邪解郁，疏肝理脾。该方出自《伤寒论》，原方主治有二：其一，阳郁厥逆证。手足不温，或腹痛，或泄利下重，脉弦。其二，肝脾气郁证。胁肋胀闷，脘腹疼痛，脉弦。李中梓云：“此证虽云四逆，必不甚冷，或指头微温，或脉不沉微，乃阴中涵阳之证，惟气不宣通，是为逆冷。”合用四物汤益气养血，《仙授理伤续断秘方》曰：“四物汤，凡伤重肠内有瘀血者用此。”后人将其作用发扬，到《太平惠民合剂局方》中云：“调益荣卫，滋养气血。治冲任虚损……风寒内搏，恶露生瘕聚，少腹坚痛，时作寒热。”故素有“妇科第一方”之称，两方合用配合大量行气通络之品，共奏益气养血，疏肝解郁之功。

指导老师贺新民教授按语：本例当作“眩晕”或“项痹”解。

案例三

周某某，男，17岁。

主诉：头晕3个月。

现病史：患者自诉3个月前无明显诱因出现头晕，当时未予以重视，现在症状加重，为求系统治疗特来中医院就诊。

现症见：头晕，无视物旋转，无头痛，常恶心欲呕，耳胀，神疲懒言，健忘，精神压力较大，心烦多梦，纳食一般，二便调。

既往史：既往体健无特殊。

查体：舌质红，苔少，脉弦细。

中医诊断：郁证(肝肾亏虚证)。

中医治法：滋肾养阴，清肝宁心。

方药：滋水清肝饮。

柴胡10g，白芍10g，川芎15g，当归15g，制附子10g，白芷15g，蒺藜10g，石菖蒲10g，酸枣仁10g，珍珠丹10g，黄连5g，五味子5g，煅龙齿15g，栀子10g，牡丹皮1g，磁石10g，合欢皮10g，百合10g，知母10g，甘草3g；7剂，水煎服，分两次温服。

二诊：患者诉头晕较前好转，纳食可，夜寐一般，二便调。去制附子、磁石，加用茯神30g、郁金10g，再服用5剂。半年后随访未复发。

方解：滋水清肝饮功能为滋肾养阴，清肝泻热。主治耳聋耳鸣，腰膝疲软，口干口苦，头目眩晕，视物模糊，失眠健忘，舌红苔少，脉弦细。方中栀子清肝泄热，柴胡、当归、白芍以补肝血，舒肝气，白芷、蒺藜均为“风药之首”，具有扩张血管的作用。

按语：滋水清肝饮在六味地黄丸的基础上加减化裁而来。方中三补三泻，滋补肝肾，益精填髓。主要用于治疗肾阴亏虚，肝郁、肝热之证。

案例四

胡某某，女，72岁。2022年7月4日初诊。

主诉：肢体麻木、刺痛伴头痛、头晕4年，再发加重1个月。

现病史：患者诉4年前无明显诱因下出现肢体麻木、刺痛伴头痛，头晕，1个月前症状再发加重，当时未予以重视，未经诊治，今为求中医药系统治疗，遂于中医院门诊就诊。

现症见：肢体麻木、刺痛，间发头痛、头晕，以胀痛为主，右侧肢体乏力，行走尚可，偶有胸闷心慌，上腹部不适，偶有恶心呕吐，无泛酸，焦虑貌，心烦多思、多虑、多疑，夜寐差，长期口服药物助眠，纳食差，大、小便可。

查体：舌质淡，苔薄白，脉弦。

中医诊断：痹症。

中医辨证：肝郁内热。

中医治法：和解少阳，调和营卫。

方药：小柴胡汤+葛根汤加减。

柴胡10g，白芍10g，川芎15g，当归15g，桑枝30g，葛根15g， 酸枣仁15g，知母10g，黄连5g，忍冬藤15g，瓜蒌子10g，枳实10g，法半夏10g，白芷15g，延胡索10g，羌活6g，磁石

15g，太子参30g，皂角刺10g，甘草5g；7剂，水煎服，每日一剂，早晚温服。

复诊：肢体麻木、刺痛减轻，头痛、头晕发作次数减少，右侧肢体稍乏力，胸闷心慌有所改善，上腹部不适未见明显改善，心烦多思、多虑、多疑，夜寐稍有改善，胃口还是不佳，大、小便可。舌质淡红，苔薄白，脉滑。在原方的基础上加上山楂、麦芽、香附再服7剂。

三诊：患者症状明显改善，胃口恢复，睡眠也明显改善，整体朝好的方向发展，再服7剂巩固治疗。

方解：患者以“肢体麻木、刺痛伴头痛、头晕4年，再发加重1个月”为主症，故中医拟诊为“痹症”，患者平素性情焦躁、心烦，为肝郁之象，肝主疏泄，司气机而喜调达，肝气郁滞则周身气机不畅；营卫不和，故见四肢麻木；气滞血瘀，不通则痛，故见肢体刺痛；脑络气血瘀滞，故发为头痛；加之多思多虑伤及血分，致肝脉失养，不能上滋髓窍，清窍失养而致头痛、头晕、失眠。结合舌、苔、脉象，辨为太、少合病之肝郁内热证，本病病位在肢体、脑窍，涉及肝、脾，病性为本虚标实之证，方用小柴胡汤+葛根汤加减，方中柴胡平、苦，入肝、胆经，能透泄少阳之邪，兼能疏泄气机，为君药；黄连、黄芩苦寒，清泄少阳之热，白芍柔肝养阴，川芎补血行气，是以内育阴血以助治本，共为臣药。佐以半夏、枳实，助于调畅气机，兼能止呕，太子参补气益阴，延胡索、羌活、忍冬藤活血行气、通络止痛，甘草调和诸药为使，共奏和解少阳，调和营卫之功。

指导老师贺新民教授按语：本例患者病症既有躯体疼痛麻木，又有内脏上腹部不适、恶心、痞满等症，还有情志不遂、心烦、多虑、寐差等。方中小柴胡汤合葛根汤解肌，小陷胸汤清热化痰除痞，再合酸枣仁汤养血安神。

案例五

周某某，男，63岁，2019年4月26日初诊。

主诉：间发头晕头痛20余年，再次加重3天。

现病史：患者诉20年前无明显诱因出现头晕目眩，甚则头痛，劳累及感情激动时易诱发，在外院诊断为“颈椎病”，予以口服中药治疗(具体不详)，疗效不明显。近3天无明显诱因头晕头痛加重，为求进一步诊治特来中医院就诊。

现症见：头晕头痛，颈项部及腰部胀痛，全身游走性疼痛，久坐后双下肢水肿，纳少，寐差，尿少，大便干结。

既往史：既往有“脑梗死”病史2次，有“糖尿病”病史，“高血压病”病史。

查体：舌质红，苔黄腻，脉弦滑数。

中医诊断：项痹(阴虚郁热证)。

西医诊断：①颈椎病；②脑梗死；③高血压病；④糖尿病。

中医治法：育阴清热，通筋活络。

方药：颈椎病方加减。

柴胡10g，黄芩10g，白芍12g，法半夏10g，党参15g，川芎15g，当归15g，桑枝30g，葛根15g，玄胡10g，白芷15g，蔓荆子10g，蒺藜15g，苏木10g，藁本10g，丹参20g，羌活6g，细辛3g，桑寄生20g，川牛膝10g，降香10g，泽兰10g，泽泻10g，乳香10g，黄芪30g，地黄10g，瓜蒌子10g，枳实10g，桃仁10g，甘草5g；10剂，水煎服，分两次温服。

二诊：患者诉颈项部胀痛减轻，仍有头晕头痛，去党参、葛根、泽兰，加用天麻片20g、茯神30g、桂枝10g，再用10剂。

三诊：患者诉夜寐较前改善，头晕头痛减轻，去白芍，加用赤芍10g、地龙10g，半年后随访症状缓解，未复发。

方解：本患者基础疾病较多，症状较多，临证时要抓住主要矛盾，以颈椎病、头晕头痛、项痛不适为主病主症；患者病情虚实夹杂，为本虚标实之证，以肝肾阴虚为本，痰浊、水饮、瘀血为标；患者诉求众多，我们临证时要遵循辨证论治，理法方药需保持一致，要有整体观念，整体调治，可以复方组方，对多症者往往效佳。

按语：本例病案，为虚实夹杂之证，治疗标本兼顾。气虚、血瘀乃中风之病机，故用补阳还五汤之义；经络气血痹阻，复感外邪，故用颈椎病方之义。

第七章　面瘫的研究与治疗

面瘫，中医称之为“口僻”“口眼㖞斜”等，是神经内科临床的常见病、多发病，也是针灸治疗的有效病种。自《黄帝内经》以后，历代古医籍中对该病多有记载，从病因病机、治疗方法及疗程预后等方面对该病均有论述。

一、面瘫的中医病因病机与治疗方法

（一）对面瘫病因病机的认识

1.风邪入脉

对该病病机的直接论述多认为因风邪侵袭而发病，如《诸病源候论》中说：“风邪入于足阳明、手太阳之经”导致“口㖞”，并称妇人“口㖞”为“偏风口㖞”“小儿中风，口㖞邪僻，是风入于颔颊之筋故也。”《备急千金要方》中也将该病称“中风口㖞”，皆风入脉而发病。至《针灸资生经》中则说：“灸风中脉，口眼㖞斜，其状㖞向右者，谓左边脉中风而缓，宜灸左，㖞左灸右。”意即口眼㖞斜是“风中脉”导致的结果。

《卫生宝鉴》中也说：“㖞向右者，为左边脉中风而缓也。”把该病的病因病机限定在“患侧”感受风邪使经筋弛缓而发病。

至于风邪是否夹杂其他邪气，古籍中亦有提及但不是很多，除风邪外，文献中提及的外邪尚有寒邪、热邪、湿邪。如在《卫生宝鉴·风中血脉治验》中也认为周围性面瘫是风寒邪气共同作用的结果。

2.热邪壅滞

在《灵枢·经筋》中有“足阳明之筋……卒口僻，急者目不合，热则筋纵目不开，颊筋有寒，则急引颊移口；有热则筋弛纵缓，不胜收故僻”的记载，即足阳明经筋被热邪壅滞，使筋肉弛缓，不能收持，致使口眼偏斜。

3. 气虚邪中

这里的邪气，古人主要指风邪，风邪加之气虚或血脉空虚，是该病的内外病因。《医学纲目》卷十“中风”中引《儒门事亲》说：“夫气虚风入而为偏，上不得出，下不得泄，真气为气邪所陷，故宜灸，所以立愈。”明确指出此病是风邪乘虚而入。《针灸集成·卷二》：“问曰：此症缘何而得？答曰：醉后睡卧当风，不避贼风，窜入经络，痰饮灌注，或目怒气伤肝，房事不节，故得此证。”此中所举之醉后睡卧、怒气伤肝、房事不节，可以造成气血沸腾、玄府肌腠疏泄、正气耗散的状态，此时感受风邪，或风邪夹杂痰饮，流窜经络，遂致此症。

（二）治疗方法

1. 针灸治疗

根据《灵枢·经筋》所论述的经筋学说，周围性面瘫的患者眼睑不能闭合是由足阳明和足太阳经筋功能失调所致；口颊部运动麻痹主要为阳明和手太阳经筋功能失调所致，故治疗顽固性面瘫取穴以手太阳，手、足阳明经为主。从经络走向来看：“经络所过，主治所在”，肝经“下颊里，环唇内”，阳明经“夹口环唇”，故临床上取合谷、太冲、足三里以疏通经气而达上病下治之功。再则，针刺合谷（双）、太冲（双），名曰“开四关”，可平衡阴阳、补益气血。足三里为胃经之合穴，阳明经多气多血，针之补益气血，取“治风先治血，血行风自灭”之意；太阳透颧髎，地仓透迎香，牵正透颊车，可促进局部血液循环，增强气血对经筋的濡养；风池穴为风邪侵入口，有较好的祛风活血作用。

2. 中药治疗

面瘫的病因病机复杂，病程比较长，久病入络，单纯针灸治疗难以达到很好的治疗效果，同时需要配合中药，内外合治。张教授在长期临床的基础上总结出治疗本病的经验方，临证时守方但不拘泥一方，配合针灸治疗，屡用屡效。

(1)经验方组成　附片10g，肉桂3g(兑服)，细辛5g，黄芩15g，蜈蚣1条，地龙20g，乌梢蛇20g，伸筋草10g，川芎20～30g，丹参20～30g，葛根20g，鸡血藤20g，海风藤20g，威灵仙10g，桑寄生15g，甘草6g。

(2)理论依据　方中附片、肉桂、细辛、葛根等大补阳气、温通经脉、驱寒扶正；伸筋草、威灵仙等疏通经络、理筋牵正；蜈蚣、地龙、乌梢蛇为蛇虫之属，有活血通络、祛风解痉之功；丹参、川芎、鸡血藤、桑寄生等活血行血、补益气血、濡养经筋；防风、海风藤祛风散邪。诸药共奏温经通络、活血化瘀之功，使阳气通，气血行，风邪祛，则顽固性面瘫痊愈。在此方中张教授一般重用丹参、川芎，乃治风先治血、血行风自灭之意。

(3) 随症加减　若血瘀甚者，加田七、桃仁、红花以活血化瘀、疏通经脉；若痰湿甚者，加法半夏、陈皮以理气健脾、祛痰除湿；若血虚甚者，加当归以活血补血、濡养经脉；若风证甚者，加蝉蜕以祛风解痉；若伴随流泪等症状者，加杭菊花以疏散风邪、解毒明目。

二、面瘫的康复治疗要点

该病的辨证方法灵活而全面，涉及多种病因如风、寒、湿、热等，以及内虚邪中、经脉不通、寒热阻滞等多种病机，值得现代中医临床参考。结合临床实际，在采用中医药和针灸疗法治疗周围性面瘫时，应当关注并研究以下几个重要问题。

1. 阶段性治疗

风邪侵袭面部脉络是本病的根本原因，在治疗过程中，需要考虑气虚邪中的因素，关注患者体质的调理，从而达到扶正以抵御外邪的作用。因此，初期治疗时主要采用泻法以疏风散邪，待外邪散尽后，再重点疏通经络；对于病情较为久远的患者，则可以采用补泻结合的方法，同时补充气血及疏风散邪。因此，在疾病的不同阶段，治疗方法与药物使用应有所区别，针灸穴位的选择和刺激方法也应相应调整。

2. 辨证施治

在治疗中，我们应该根据外邪的性质进行区分，选择不同的穴位或药物。对于热邪患者，尤其需要准确辨别热邪形成的原因，是邪气壅滞还是痰热之邪。前者需要通过轻宣行气来疏导，而后者则需要清利湿热。此外，治疗原则还应考虑病人的体质和内因因素。

3. 左右同治

有些医生认为，左右两侧同样是导致该病发病的原因，同时有医生选择左右两侧作为针灸治疗的位置。这是否表明，选择健康的一侧同样可以获得更好的治疗效果呢？这个观点可能需要通过进一步的实验研究或设计临床随机对照试验来验证。

4. 重视预后

有些患者病情缠绵不愈或很快复发，为了防止这种情况，应当调节作息，注意寒热变化，维持充足的正气，以促进恢复健康。

三、治疗面瘫的临床经验总结与医案分析

案例一

刘某某，女，65岁。

主诉：右肩项背部疱疹疼痛10天，右侧口眼歪斜2天。

现病史：患者自诉10余天前无明显诱因感右侧肩颈背部疼痛，呈簇状疱疹，在当地医院就诊，诊断为“带状疱疹”，予以抗病毒等治疗后病情无明显改善，两天前出现口眼歪斜，今为求系统诊治，于我院门诊就诊。

现症见：右侧肩颈背部、耳部呈簇状疱疹，灼热疼痛，右侧额纹减退、眼睑闭合不全、鼻唇沟变浅，嘴角左歪，鼓腮漏气，口苦，心烦易怒，纳可，寐多梦，小便黄，大便可。

既往史：既往有“颈椎病”史。

查体：舌质略红，苔薄黄，脉弦数。

中医诊断：蛇串疮。

中医辨证：肝经实热证。

中医治法：疏肝清热，通络止痛。

柴胡10g，白芍10g，川芎15g，当归15g，桃仁10g，牡丹皮10g，连翘10g，蜈蚣1条，防风10g，木贼10g，贯众10g，金银花10g，橘络10g，紫花地丁10g，乳香5g，没药10g，全蝎5g，白附子10g，野菊花10g，甘草10g；7剂，每日一剂，煎服，分早晚两次温服。

二诊：患者诉服药后右侧肩颈背部、耳部疱疹逐渐减少，右侧额纹、眼睑闭合、鼻唇沟较前改善，嘴角左歪及鼓腮漏气较前改善，口苦较前改善，仍有心烦，纳可，寐欠安，大便调，小便黄。舌淡红，苔薄黄，脉弦数。据现症加黄连9g、黄芩12g、茯神15g，减去防风，再服7剂。

三诊：患者诉服药后右侧肩颈背部、耳部疱疹基本消退，右侧额纹、眼睑闭合、鼻唇沟明显改善，嘴角左歪及鼓腮漏气明显改善，口苦明显改善，无心烦，纳可，寐可，二便调。舌淡红，苔薄白，脉弦。守方7剂。

方解：带状疱疹一般以胸胁腰背部多发，病性多以肝经炎热或湿热火毒为主，肝经实热多见于头面部，盖“火性炎上”；湿热证多见于中下部位，以“湿性趋下”，选用方药多以龙胆泻肝汤、柴胡疏肝散、逍遥散为主，配合清热解毒之品，如金银花、连翘、紫花地丁、野菊花等。本患者蛇串疮损及面神经，致面瘫，故在疏肝清热基础上，合用牵正散搜风通络，乳香、没药活血止痛等。

按语：带状疱疹，中医属“蛇窜疮”范畴，中医治疗本病有优势，此例病案，归属带状疱

疹中、早期顺证的治疗方法，病位在胸背腰腹，丹栀逍遥散合柴胡疏肝散均可；病位在上、在头部，则川芎茶调散、芎芷石膏汤可入；病位在下肢、少腹，则四妙散、龙胆泻肝汤化裁，如病情迁延，则结合体质，辨阴阳虚实，随证治之。

案例二

刘某，女，68岁。

主诉：右眼下睑不自主跳动2个月余。

现病史：患者自诉2个月前始无明显诱因出现右眼下睑不自主跳动，未引起重视，延至今日(初诊日)来我院门诊求治。

现症见：右眼下睑不自主跳动，时有头晕，寐可，纳可，二便调。

既往史：既往有“颈椎病”史。否认“高血压病，糖尿病”病史，否认药敏史。平素心情急躁易怒。

查体：舌淡红，苔薄白，脉弦。

中医诊断：痉病。

中医辨证：肝风内动证。

西医诊断：眼肌痉挛。

中医治法：补益肝肾，平肝息风。

方药：天麻钩藤饮合柴胡疏肝散加减。

天麻片15g，钩藤15g，柴胡10g，川芎15g，白芍10g，香附10g，白芷10g，蒺藜15g，石菖蒲10g，酸枣仁15g，珍珠母15g，全蝎5g，蜈蚣5g，防风5g，橘络10g，牡蛎15g，龙骨15g，磁石20g，甘草3g；7剂，每日一剂，水煎取汁，分早晚两次温服。

二诊：患者诉服药后右眼下睑不自主跳动稍有减轻趋势，头晕明显好转，夜寐可，纳食可，二便调，舌淡红，苔薄白，脉弦，继守前方10剂。

三诊：患者诉服药后右眼睑跳动较前好转，夜寐可，纳可，二便调，舌淡红，苔薄白，脉弦，守方再服10剂。

按语：胞轮痉挛，其发病有过劳损伤心脾，心脾两虚，筋肉失养，或肝脾血虚，日久生风，虚风内动，终累及胞轮而振跳不已。此患者老年女性，病机为肝肾亏虚，阴虚日久生风，虚风内动。予天麻钩藤饮补肝肾、平肝风。又患者平素易怒，五志过极，易致肝风内动，故以柴胡疏肝散疏肝，虫类药搜风通络。

第八章　认知障碍的中医康复治疗策略

脑认知障碍是常见的脑卒中并发症，影响患者思考能力，降低执行力，从而降低患者的生活质量，虽然近些年来医疗技术水平在持续上升，脑卒中治疗效果也愈发显著，但是如何更好地促进认知障碍情况好转甚至痊愈仍然是一项持续性的研究。在医疗技术持续发展的过程中，中医理论、技术也在延续的基础上不断更新，通过大量的临床研究证明，中医康复治疗手段可以取得非常显著的临床效果。因此，总结并归纳中医康复治疗方式应用于认知障碍患者的情况，具有积极意义。

一、认知障碍

所谓认知是指机体对知识进行认识、获取的一种智能加工过程，涉及学习、思考等一系列心理性、社会性、随意性的行为。而认知障碍是指上述智能加工过程中发生异常，影响正常学习、记忆，严重者甚至伴有失语、失认等情况，是一种常见的病理过程。在机体中，当大脑皮层功能正常时，才会有正常的认知，当出现影响大脑皮层功能与结构的因素时，就会发生认知障碍。不仅如此，由于大脑具有复杂性的功能，且认知障碍的多种类型中间也有着错综复杂的关系，也就是当一个导致认知障碍发生的问题出现，可能出现另一个甚至更多的可导致认知障碍发生的因素。举个例子来讲，对于某个人而言，若注意力、记忆力方面有缺陷，也无法用正常的思维解决问题，不具备解决问题的能力。由此可以认为，在脑卒中常见的并发症中，认知障碍的诊断与治疗难度较高。

二、认知障碍发病机制

有研究表明，在脑卒中后并发认知障碍的患者比例约为50%～75%，认知障碍发生风险是非脑卒中发病人群的6～9倍，且认知障碍容易在脑卒中发病后的1年中发生，甚至持续到几年后。“脑卒中认知障碍”是现代医学名词，在传统的中医相关记录中并没有明确的记载，可将其归属于“健忘”“痴呆”等范畴，主要因内因导致，大多数患者发病因素均为饮食不节、劳逸失调、情志紊乱等导致心脏、脾脏、肾脏、胃、肝脏精气亏虚、髓海不足、神机失用，从而影响思维能力。《素问·脉要精微论》中表示，人的智慧集中的头部，若头不正，无力抬头，是精神不振。原文即“头者，精明之府”。清代王清任在所著的中医典籍《医林改错》中指出：“灵机记性不在心在脑，小儿精髓未满，无记忆；高年脑髓渐空，无记忆。”当大脑出现病症，关系到五脏，最明显的是心脏、肾脏与脾脏。当机体阴阳不调时，气逆行而往上走，伴随痰液，阻在脑络，脑髓不通，影响脑部血液循环，从而导致神经缺血、缺氧逐渐坏死，随着病情的发展，出现常见的认知障碍表现，如：痴呆、健忘等。

认知障碍，不仅有虚证，且有实证，其中，气血亏虚为虚者的主要表现，而实证主要是由于风、痰、瘀同时存在而导致。在认知障碍中，多倾向于虚实结合、并存。其中，认知功能障碍的进展导致气虚、痰浊，其中气虚与空间感、执行功能下降有着不可分的关系，痰浊影响语言、记忆力。目前，认知功能障碍的辨证尚未有统一标准。

三、脑卒中认知障碍的中医康复治疗

1.药物治疗

目前，应用于认知障碍患者的治疗主要为：活血化瘀、化痰通络、醒脑开窍，以同时治疗实证，与此同时，通过充髓养脑、扶正气、补肾来纠正根本，从而达到治疗目的，且在临床中已经取得一定的效果，具体如下：

(1)补肾填精

相对于其他年龄段来讲，老年人容易患有脑卒中认知障碍，其原因在于，随着年龄增长，肝脏日渐亏虚，肾气不足导致脑髓失去养分，失去生命的活力与灵性，出现呆傻、注意力不集中、记忆力减退的情况。因此，在对本病进行治疗时，很多临床医生以补肾为主，充盈肾精，纠正肾气，从而达到治疗目的。应用中药汤剂组方：熟地黄15g、当归15g、山药15g、赤芍15g、菟丝子15g，山萸肉10g、龙眼肉10g、石菖蒲10g，何首乌5g，清水煎制每付留汁200毫升，分早晚2次服用。不仅可以有效改善患者的认知功能，且疗效更加显著，对于促进患者日后生活质量的提升有积极意义。

(2)醒脑开窍

应用柴牡醒脑汤加减方治疗，方剂组成中包括石菖蒲、水牛角、山羊角、穿山甲、益智仁、牡蛎、柴胡、鹿角片8味中药，若伴有肝阳上亢表现，则加天麻、钩藤；若伴有气虚，则加黄芪、当归；若伴有痰湿内停表现，则加半夏、胆南星；血瘀且症状明显，则加三七、穿山甲，每日早晚各服用1次，连续治疗12周之后，疗效显著。观察用药方剂可以看出，主要用凉血清心、醒脑解毒、利水益智的药物，最终确认以醒脑为主，所以能够得到显著的疗效。

(3) 化痰通络

联合使用益气通络颗粒。益气通络颗粒属于中成药，具有益气活血，祛痰通络的功效，是治疗脑卒中的常用药，其中包括黄芪、丹参，用于补气固表；红花与川芎用于活血祛瘀、行气；地龙通经活络；其治疗原则是血瘀通，消疾病。

(4) 平肝息风

除了上述中药治疗方式，使用钩藤、石决明等药物组方，患者服用后可以起到平肝息风，集中注意力、提高语言能力等作用。分析其原理，钩藤、石决明等药物在联合使用时，可以起到改善人氧化应激、血液流变学的作用。同理，若采用人参、天麻等药物，也可以起到显著的作用。

2. 针刺

针刺疗法是传统的中医治疗方法，具有操作方便、安全性高等优点。通过使用具有一定硬度、弹性、韧性的银质、金质、不锈钢的针，在调整患者体位后，用正确的进针法、留针法、出针法，对相应的穴位进行刺激，达到消除疾病的目的。在所有的脑卒中并发症中，认知功能障碍相对治疗困难，在中医治疗认知功能障碍的研究中，不少学者纷纷采用针刺法治疗，根据疾病的不同阶段，患者的功能障碍严重程度，应用不同的针刺方法治疗。

3. 其他

除了上述中医康复治疗方法，中医应用于脑卒中后认知功能障碍的方法还包括如下：

(1)穴位按摩法。每日早晚各1次，对患者的百会穴、劳宫穴、四神聪穴、内关穴、风池穴、合谷穴、太阳穴、印堂穴进行按摩，各穴位按摩时间为5分钟。

(2) 中药泡脚。泡脚一直被人们认为是常见的养生方式，而中医也认为，在泡脚的过程中，可以加速人体血液循环，起到通络的作用，脑卒中认知功能障碍患者可以每晚睡觉前泡脚，水肿加鸡血藤、透骨草等中药，促进血液循环。

脑卒中认知功能障碍是一种具有可预防、治疗有效性显著的疾病，但是，以目前的医学水平，尚未发现特异性手段。而中医的治疗具有整体性、辨证性，通过调整脑卒中患者机体的气血，纠正身体平衡状态，让五脏功能正常运转，从而达到治疗疾病的目的，且中医治疗方法很多，除了内服、外用药物，同时还有泡脚、按摩等方式，对此要做到充分分析患者病情，对症选方，以此来取得理想疗效。

三、贺新民对痴呆医案的分析与解读

案例

周某某，女性，78岁。

主诉：头昏健忘4年，加重2天。

现病史：患者诉4年前无明显诱因出现头昏、健忘，经治疗后效果不佳；近两天来上症复发加重。

现症见：头昏，健忘，耳鸣，腰膝酸软，疲乏，纳可，寐差，夜尿频，大便干。

既往史：既往有"高血压病""腔梗""高血脂"病史。

查体：BP150/55mmHg，舌质红，舌中裂痕少津，苔薄白，脉沉细弱。

中医诊断：痴呆。

中医辨证：髓海不足证。

西医诊断：阿尔兹海默病。

中医治法：补肾益髓，填精养神。

方药：七福饮加减。

熟地30g，生地30g，当归15g，太子参30g，漂白术15g，龟胶10g(烊化)，茯苓15g，大枣皮10g，山药15g，枸杞15g，益智仁15g，杜仲10g，建曲10g(包煎)，金樱子30g，芡实30g，火麻仁15g，丹参15g，川芎15g；共7剂，水煎服，每日一剂，分两次温服。

二诊：服用后上述症状稍好转，效不改方，继续服用15剂。

三诊：患者诉头昏明显好转，腰膝酸软改善，耳鸣少发，续用15剂巩固。

按语：本患者年迈多病体虚，肝肾不足，气虚亏虚，渐致脑髓空虚，髓减脑消，神机失用致痴呆。七福饮培补肝肾，辅以健脾化生后天之气血。

第九章　神经内科杂病的中医康复与治疗总结

神经内科疾病的中医治疗方式包括中药治疗、针灸治疗、推拿治疗等。中药治疗是中医神经内科疾病治疗的重要手段之一，医生会选择红花、益母草、独活、龙骨、朱砂等中药来活血化瘀、舒筋通络、安神定志等。针灸是中医独特的治疗方法之一，在神经内科疾病的治疗中具有重要地位。针灸通过刺激穴位，调整气血运行来改善神经功能，对于头痛、失眠、帕金森病等疾病，针灸治疗可以起到缓解症状、提高生活质量的作用。推拿是中医另一种常用的治疗方法，通过手法按摩、揉捏、推拿等，调整肌肉、关节和骨骼的状态，改善神经功能。对于中风后遗症、颈椎病等神经内科疾病，推拿治疗可以帮助恢复肢体功能、减轻疼痛等。综上，中医治疗神经内科疾病具有独特的优势。以下进行具体说明。

一、神经内科杂病的中医辨证施治原则

1.从肝论治，调和枢机

徐灵胎言："敷布阳气谓之开，受持阳气谓之合，转输阳气谓之枢；敷布阴气谓之开，受纳阴气谓之合，转输阴气谓之枢。"枢即转输，气的升降出入依靠阳枢和阴枢斡旋。少阳为枢：为经脉之枢，内连脏腑、外络肌肤；为脏腑之枢，肝主疏泄，主司五脏气机调畅、气血津液输布、男女生殖之精交合；为三焦之枢。《素问·经脉别论》言："饮入于胃，游溢精气，上输于脾，脾气散精，上归于肺，通调水道，下输膀胱，水精四布，五经并行，合于四时五藏阴阳，揆度以为常也。"少阴为枢：阳气虚则生内寒，阳气郁滞亦可生寒，以四逆散治疗面赤口苦、手足指(趾)冷、肋胁脘腹胀痛或泄泻，从脏腑辨证调肝理脾、六经辨证调和阴阳。

2.病证结合，异病同治

《简明中医辞典》中解释"异病同治"：不同的疾病，若发病病机相同，可用同一种方法治疗。《金匮要略》是我国现存最早关于杂病辨证论治的专著，从病位、

病因、病机、病性、病势阐述了异病同治原则。医家通常认为异病同治的前提是证同治亦同，胡老师认为人体存在个体化差异，致病因素种类颇多，加之我国幅员辽阔，地域差异及四时气候变化不一，使得疾病有地域性、季节性及个体差异，治当因时因地因人而异。胡老师提出辨疾病为先、辨主证为要的病证结合理念，一则疾病与证候相关，二则疾病与病理诊断符合。西医辨病、中医辨证，将实验室检查与中医四诊相印证，而病理诊断则为治疗给予明确的诊断标准，故病证结合当是异病同治的核心。

3.合和养生，未病先防

国医大师孙光荣首倡“中和”思想，提出“调气血、平升降、衡出入”，目的是“致中和”，使中焦脾胃安和、中外人事和谐。胡老师继承其精髓并融入自身和合养生观点，认为“阴平阳秘，精神乃治”，应以调和阴阳为总纲；《素问・六微旨大论》曰：“出入废则神机化灭，升降息则气立孤危。故非出入则无以生长壮老矣，非升降则无以生长化收藏。”故应以调理气机升降出入为核心，涵盖人体表里、寒热、虚实、内外、上下、生理与病理，人与社会及自然。《素问・藏气法时论》曰：“合人形以法四时五行而治。”《五行运行大论》曰：“五气更立，各有所先，非其位则邪，当其位则正。”故当合于术数，顺应四时五行；《云笈七签・元气论》曰：“万物负阴而抱阳，冲气以为和。”理当和于自然，法于阴阳；《难经・七十七难》曰：“见肝之病，知肝传脾，当先实脾。”应未病先防、既病防变，并注重养生与患者心理健康。

二、神经内科杂病康复的临床应用与名家经验

以下是个人总结黄煌教授治疗神经内科杂病的经验，以脾、肾、督脉和任脉的方位去辨证论治，探究病因，以供自己和读者勤勉学习。

脾主四肢、肌肉，为后天之本、气血生化之源，居中焦而为气机升降之枢机。脾虚失运，不能濡养五脏六腑、四肢百骸，饮食水谷不归正化则聚湿生痰，浸渍肌肉、筋骨，出现痿软废用等症，正如《灵枢・本神》曰：“脾气虚则四肢不用。”脾虚日久，可累及于肾，正如《脾胃论》曰：“脾病则下流乘肾，土克水则骨乏无力。”

肾藏精，主骨生髓；肾内寄元阴元阳，为先天之本。肾精充足，骨髓化生有源，骨骼得到髓的滋养，才能坚固有力。若肾气不足，肾精亏虚，则骨髓生化无源，骨骼失养，筋骨随之衰退，而出现胫膝酸软等症状。

督脉统摄诸阳，为气血精髓运行之隧道。督脉虚损(或痹阻)、督阳失运是痿证发病的经络学基础。当各种致病因素侵害督脉，可导致督脉经气痹阻或虚损，进而引起机体阳气失运、气血精髓输布失常，终致机体皮肉、筋脉、骨节失濡，形

成痿证。任脉为“阴脉之海”，总任阴脉之间的相互联系，调节阴精气血。督任失和，则全身阴阳失衡，脏腑失调，气血津液运行不畅，筋骨关节失养，发为痿证。背为阳，督脉为阳，为阳脉之海，有维系总督机体阳气的作用；腹为阴，任脉为阴，为阴脉之海，有维系总摄人体阴血的作用。任脉和督脉上连于神明之府(大脑)，下贯十二经脉，参与协调平衡机体阴阳。李时珍在《奇经八脉考》中言：“任督二脉，人身之子午也，乃丹家阳火阴符，升降之道，坎水离火。”

《景岳全书》曰：“善补阳者，必于阴中求阳，则阳得阴助而生化无穷；善补阴者，必于阳中求阴，则阴得阳升而泉源不竭。”治疗时必须采用“治阴顾阳”“治阳顾阴”之法。

据黄煌教授所说，柴胡加龙骨牡蛎汤具有抗抑郁、改善焦虑情绪、镇静、安眠、抗癫痫等作用，是古代用于精神神经心理病的方剂。这种治疗方式体现了异病同治的理念，即根据具体病情做出相应治疗，关注整体身心健康。

现分享黄煌教授的一则经典方剂：柴胡加龙骨牡蛎汤，原方药组成为柴胡四两、半夏二合半、龙骨一两半、黄芩一两半、生姜一两半、铅丹一两半、人参一两半、桂枝一两半、茯苓一两半、大黄二两、牡蛎一两半、大枣六枚。去除苦寒害胃之铅丹，药性峻猛之大黄，加以龙骨、牡蛎镇静安神；陈皮、半夏理气化痰；石菖蒲、远志交通心肾；首乌藤、天麻平肝息风；合欢皮、郁金解郁活血；芍药、甘草缓急止痛；五味子、麦冬益胃生津；仙鹤草、炒麦芽补虚醒脾。

三、神经内科杂病康复案例精选与解析

通过结合现代医学检验检查和中医辨证治疗，可以将以下3则医案中相同的病因视为动脉粥样硬化、高血脂等危险因素，类似于中医学中的枢机不利、痰瘀互结。因此，在给予中药汤剂治疗时，可以根据具体症状进行加减，选择合适的药方进行调理。着重关注患者的心理健康，建议患者保持情志舒畅、心境愉快。

案例一

马某，女，57岁，2021年10月21日初诊。

主诉：失眠5年余，加重3个月。

现病史：患者自诉5年前与家人争吵后出现入睡困难，夜间易惊醒，自我调节后缓解；3个月前亲人离世，受刺激症状加重，常夜间2时醒来，彻夜难眠，服用右佐匹克隆后可睡

2～3小时。自觉忽冷忽热，胸胁胀闷，右耳机器轰鸣声，晨起口苦，大便干，小便赤。舌暗红苔黄厚腻，脉弦滑。

中医诊断：不寐，肝胆郁热证。

西医诊断：失眠。

治法：解郁安神，清热利胆。

方用：柴胡加龙骨牡蛎汤合大柴胡汤加减。

柴胡15 g，黄芩15 g，党参10 g，法半夏10 g，生龙骨30 g，生牡蛎30 g，磁石30 g，大黄6 g，枳壳15 g，炒白芍9 g，酸枣仁15 g，夜交藤30 g，五味子20 g，茯神10 g，生姜10 g，大枣15 g，甘草6 g；共7剂，水煎服，1日1剂，早晚分服。

二诊(2021年10月29日)：患者自诉睡5～6小时，心中烦扰，晨起呕吐黄涎，二便正常，原方去大柴胡汤，加竹茹10 g、淡豆豉10 g、炒栀子10 g、吴茱萸6 g、黄连3 g，继续服用汤剂，15天后回访，患者诉失眠明显改善，建议多运动，调理自身情志。

按语：《类经·疾病类》云："百病皆生于气。"《成方便读》云："凡有夜卧魂梦不安之证，无不皆以治肝为主。"患者突发情志刺激，愤懑郁胸府，则胸中郁郁不舒则发为胀闷、情绪低落。心藏神，肝藏魂，气郁化火扰心，故失眠、急躁激惹。头为诸阳之会，少阳经循行之处，症见目赤胀痛、耳轰鸣声。肝主升，胃主降，木旺乘土则脘腹胀满、大便干结、小便赤涩。寒热往来是柴胡汤证典型症状。绝经期妇女，冲任亏虚而肝阴亏损，又肝木郁滞化火，致使阴阳失调、少阳枢机不利。以柴胡加龙骨牡蛎汤和解少阳，加五味子、酸枣仁酸甘化阴，枳壳、芍药升降相宜，夜交藤、茯神养心安神，诸药合用可调和气血，平衡阴阳，疏肝利胆，宁心安神。

案例二

张某，女，21岁，2021年11月15日初诊。

主诉：持续性手脚心出汗半年。

现病史：患者自诉半年前出现手脚心出汗，汗出如珠，情绪紧张时自觉有气从肋下上冲心胸，伴心跳快，口干饮冷，夜间反酸呛咳，晨起吐黄痰涎，腹胀纳差，大便溏结不调，自觉四肢肘膝关节以下肌肤冷，舌边红苔白滑，舌体胖大有齿痕，脉濡缓。

中医诊断：多汗证，寒热错杂证。

西医诊断：自主神经功能紊乱。

中医治法：寒热平调，调和营卫。

方药：柴胡加龙骨牡蛎汤合牡蛎散。

柴胡15 g，黄芩15 g，党参20 g，姜半夏15 g，煅龙骨，煅牡蛎，浮小麦，黄芪各30 g，黄连6 g，桂枝10 g，白芍9 g，干姜10 g，炙甘草10 g，大枣15 g；1日1剂，水煎服，服药2周后汗出减少。

二诊(2021年12月1日)：患者诉四肢末端关节自觉发凉，大便时干时稀，调整方药，予半夏泻心汤合四逆散，再服3剂继续观察变化，嘱多运动，保持心情愉悦。

三诊(2021年12月5日)：患者自诉上述症状消失，未再服用药物。

按语：《素问·阴阳应象大论》曰："阴在内，阳之守也；阳在外，阴之使也。"张景岳云："守者守于中，使者运于外。以气血言，则营守于中，卫运于外。"阳加于阴谓之汗，阴阳失调、营卫失和则汗出。《景岳全书·汗证》曰："自汗、盗汗亦各有阴阳之征，不得谓自汗必属阳虚，盗汗必属阴虚。"气虚不固必自汗，阳气郁滞亦迫汗出；阴不敛阳盗汗出，阳不入阴亦夜热早凉盗汗，辨证不应拘泥。患者额部、胸部汗出是阳虚不固自汗出；四肢末端发冷是阳气郁滞失于温煦；肝失疏泄，逆气循经上冲胸腹则心悸、呛咳。《素问·至真要大论》云："诸呕吐酸，暴注下迫，皆属于热"；"少阳之胜，热客于胃，烦心心痛，目赤欲呕，呕酸善饥。"《临证备药·吞酸》云："胃中泛酸，嘈杂有烧灼感，多因肝气犯胃。"胃失和降、胆火熏蒸则呕吐黄涎，土虚木乘则大便时干时稀。阴阳失调、寒热错杂，胡老师以柴胡加龙骨牡蛎汤解郁泻热，取柴胡桂枝汤调和营卫，合桂枝甘草龙骨牡蛎汤平冲降逆。诸方合用，各取所需，共奏平调阴阳、协理枢机之效。

案例三

周某，女，57岁，2022年1月25日夜间12时急诊入院。

主诉：突发眩晕伴呕吐3小时。

现病史：患者诉晚饭后出现头昏闷重，夜间9时如厕起身自觉天花板旋转，卧室休息3分钟未好转，出现呕吐现象，呕吐物为胃内容物，夜间12时许家属送至中医院急诊。

现症见：自诉头闷重，脚下有踩棉花感，自觉视物旋转，左侧卧位明显，持续数秒，Dix-Hallpike试验提示左侧眼球震颤。夜寐差，二便调，食纳可，舌暗苔白腻，脉弦涩。

中医诊断：眩晕，痰瘀阻络证。

西医诊断：眩晕。

中医治法：祛风化痰，化瘀通络。

方药：柴胡加龙骨牡蛎汤合半夏白术天麻汤加减。

柴胡15 g，党参15 g，白术15 g，茯苓10 g，法半夏10 g，陈皮10 g，天麻15 g，钩藤20 g，泽泻10 g，生龙骨30 g，生牡蛎30 g，怀牛膝10 g，防风9 g，蝉蜕6 g，川芎10 g，郁金10 g，甘草6 g；共7剂，1日2次，早晚饭后温服。

二诊(2022年2月7日)：眩晕较前好转，无视物旋转，自觉头部如裹棉布，头重脚轻，呕吐症状消失，自汗怕风，偶有心慌气短，口咽干燥，舌淡红少津，脉细数，原方去半夏白术天麻汤，加炙甘草汤合桂枝汤，再服5剂。

三诊(2022年2月13日)：患者自诉上述症状好。一周后复诊未见异常。

按语：《素问·至真要大论》曰："诸风掉眩，皆属于肝。"肝风上扰清窍则眩晕，肝肾精血亏虚则头重脚轻，痰瘀互结阻于经络见舌暗苔白腻，脉弦涩。取柴胡加龙骨牡蛎汤加减和解表里，加半夏、陈皮理气化痰；天麻、钩藤、防风、蝉蜕平肝息风；泽泻、牛膝补虚通络；川芎、郁金理气活血。诸药合用祛风化痰，化瘀通络。

第十章　中医康复技术在神经内科的应用

在神经内科疾病的康复中，广泛应用的技术有药物治疗、介入治疗、心理治疗、针刺疗法也被广泛应用。另外，中医重视养生，《黄帝内经》云："故智者之养生也，必顺四时而适寒暑，和喜怒而安居处，节阴阳而调刚柔。如是则僻邪不至，长生久视。"在现代康复医学中也有与之对应的概念和手段，如保持健康的生活方式，提高自身免疫力，重视情绪调节和心理健康等。

一、中医康复手段的研究与发展

（一）中医与康复理念的辨证

尽管中医康复学思维和理论一直贯穿于中医学的发展过程中，但一直没有作为一个独立的学科被提出。随着改革开放后现代医学的引入和发展，中医康复学也逐渐形成了独立的学科。细究中医与康复的理念，在许多方面其实是相近的。

1.整体康复观

中医的整体观念包括人与自然一体观、人与社会一体观、形神一体观，强调充分利用由此及彼、相互感应、牵一发而动全局的整体关系，来达到康复的目的，如通过精神调摄康复躯体疾病，顺应季节气候的变化选择食疗药膳等。康复重视功能的恢复，这决定了其不能仅着眼于一个器官、一种疾病，而是将人体作为一个整体，不仅要重视心理障碍、生理障碍、局部功能障碍，而且要综合、协调地应用各种措施，不论是医学的还是非医学的，从而使人与环境、社会相适应。

2.辨证康复观

中医重视辨证论治，要求根据四诊辨证结果，选择治疗方法。在康复实践中，病同证异、病异证同的情况也常常出现。以脑卒中后肌张力变化为例，每个患者痉挛出现的时期不同，是否需要处理痉挛、如何处理也不能一概而论，而是需要康复医生对患者进行综合、全面的评定后决定。辨证康复观，即充分利用中医“辨证论治”的诊疗方法，充分认识导致功能障碍的本质，个性化处理康复问题，以达到“治病求本”的目的。

3. 康复预防观

“不治已病治未病”是中医学治疗疾病的重要原则。《黄帝内经》中“未病养生，防病于先；欲病救萌，防微杜渐；已病早治，防其传变；瘥后调摄，防其复发”的论述揭示了预防的重要性。“康复”不仅包括残疾后的恢复与适应，更包括通过早期的介入，防止或减少残疾的发生，所以说预防在康复中具有极为重要的意义和价值。

（二）中医康复技术的种类与特点

传统的中医康复手段历经数千年而不衰，其有效性、便捷性可见一斑。然而长久以来，一些中医康复手段的科学性仍然受到质疑。随着科学技术的进步，越来越多的研究揭示了针灸、中药等中医治法的有效性和作用机制，凝结着历史智慧的中医康复手段在现代康复医学体系中的地位也逐渐提高。

1. 针刺疗法

针刺疗法是最早在全球范围内被推广的中医疗法之一。2002年，世界卫生组织认可了针刺疗法在治疗膝关节炎、下腰痛、颈痛、颞下颌关节紊乱、肩关节炎、类风湿性关节炎和坐骨神经痛等疾病方面的有效性。近年来，学界开始逐渐重视针刺疗法在康复领域的应用，特别是在缓解疼痛和改善运动功能方面。《美国临床实践指南》在2007年对针刺疗法治疗腰背痛的推荐力度不够，但到了2017年，报告中已有中等质量的证据表明针刺疗法已广泛用于缓解腰背痛。在这一领域，美国、英国和加拿大的研究力量尤为突出，这表明作为一种补充和替代医学治疗手段，针刺疗法正越来越多地受到学术界的认可。

近年来，针对针刺疗法作用机制的研究逐渐增多。不同的学者对针刺缓解疼痛的原理提出了各种理论。有学者发现，针刺穴位产生的损伤电流会引发电磁感应效应，从而导致相关神经血管束的阻抗发生显著变化。如果经络阻抗与针刺后的大脑阻抗不匹配，疼痛信号大部分会被反射，只有少部分传递到大脑，从而减轻疼痛感；而如果经络阻抗与针刺后的疼痛源阻抗完全匹配，那么疼痛源对人脑来说似乎不存在，因此可以实现镇痛作用。前者可以解释慢性疼痛的缓解机制，后者则能解释急性疼痛的缓解原理。

针灸疗法在缺血性脑卒中康复中扮演的角色主要包括以下几个方面：第一，它可以促进中枢神经系统的神经生长和细胞增殖；第二，它有助于调节缺血区的脑血流；第三，它能够对抗缺血区细胞的凋亡；第四，它可以调节神经化学物质的平衡；第五，它有助于改善脑卒中后长期的增强作用和记忆障碍问题。

2. 推拿疗法

推拿是一种中医外治疗法，通过在特定部位运用手法或器具来防治疾病。其基本原理是通过按摩软组织，对人体的骨骼、肌肉、神经和血管产生生理作用。推拿疗法以其安全、便捷和经济有效而成为颈肩腰疼痛的首选治疗方式。临床实践表明，推拿对疼痛、抑郁、慢性炎症和机械损伤有治疗作用。研究也显示，推拿可能对原发性高血压、周围神经损伤等疾病有效，但需要更多研究来证实其效果。

3. 中药疗法

中药在治疗和康复各种疾病方面得到了广泛应用，许多中药在临床实践中已被证明具有一定疗效。然而，这些疗效尚未通过大规模随机试验得到充分验证。此外，中药的有效成分还需进一步通过科学实验加以证明。

有研究显示，结合中药和针灸疗法在提高阿尔茨海默病患者的日常生活活动能力和简易智力状态检查量表评分方面效果优于西药。研究表明，中西医结合康复治疗亚急性脑卒中是一种安全、有效的治疗方法，并且不良事件发生率较低。中药可以通过多种方式来有效治疗创伤性脑损伤，比如降低脑含水量、改善血脑屏障通透性，降低肿瘤坏死因子-α 或NO表达等途径。此外，中药有可能克服传统治疗方法在神经恢复和神经康复方面的局限性。外用中药的方法主要包括中药外敷、熏洗和浸浴等，这些方法属于中医外治法的范畴。中药熏蒸对治疗脑卒中后肩手综合征、颈肩腰腿痛等疾病具有显著的临床疗效。

4. 传统运动疗法

传统运动疗法，如太极拳、五禽戏、八段锦和易筋经，都是具有我国特色的优良体育锻炼形式。研究显示，这些传统运动疗法对改善脑卒中患者的肢体运动功能、平衡功能、步态、ADL能力和神经功能缺损有积极的影响。太极拳可改善轻度帕金森病患者的平衡障碍，提高功能能力，减少跌倒发生，对下腰痛的改善也有一定效果。在健康促进领域，中医特色的运动疗法更具优势，具有较高的安全性和适应性，容易普及。健康人进行太极拳锻炼可改善心肺功能，降低社区老年人的跌倒风险。

二、中医康复技术在神经内科的应用现状

尽管中医典籍并未形成完整的康复医学体系，但中医的康复理论与方法却贯穿于中医学的实践中，自秦汉时期乃至更早的先秦时期就已存在，并在数千年的历史中不断发展。现代康复医学的兴起始于20世纪20年代，随后在80年代开始被引入中国，进一步挖掘和应用了中医的康复思想、理论和治疗方法。中医药学扎根于中华文化，包含丰富的哲学智慧。中医从基本观念到诊疗方法都充满哲学思维，体现在“天人合一”整体观、阴阳五行学说和“辨证论治”的实践中。这些哲学智慧能够为现代医学的发展提供新的理念和选择。现代医学逐渐从单纯的生物医学模式转变为生物－心理－社会医学模式，而中医则着眼于天人合一、顺应自然、调节情志。传统中医的基本理论和思想能够被现代概念“预防－治疗－康复医学”所概括，表明中医与现代医学虽然取道不同，但目标相同。中医经过数千年的发展，其高度的理论水平和哲学思维值得深入研究和挖掘。

在治疗神经内科疾病治疗方面，中医药已经取得了一些进展，展现出广阔的应用前景。然而，目前仍存在着中医治疗及康复理论系统化、规范化建设不足的问题；缺乏规范化中医治疗方案以指导临床实践；对复发率、病死率和不良反应的研究较少，且缺乏统一的衡量标准；缺少大样本、多中心、随机对照的临床研究；对患者的长期治疗效果和长期随访研究也较为薄弱。因此今后的研究应严格遵循循证医学模式，改进研究设计，增加横向对比和纵向观察，为神经内科疾病患者的临床治疗和康复提供科学合理的参考。在国内，中医治疗与康复以中药汤剂、针药结合、穴位按摩、穴位埋线及针刺疗法等为主要手段。单一治疗方式在改善患者症状方面有一定效果，但未能显著改善预后。近年来，各种综合治疗方法被广泛应用，取得了一定的成效。

中医和西医虽然是两个不同的体系，但它们都研究人体健康，目的都是帮助人们恢复健康。虽然“康复医学”概念来自西方，但其服务范围广泛，包括预防和治疗与人体健康相关的所有问题。将中医思想和技术引入康复实践，构建中医康复治疗平台和体系，这是提高中国康复水平、建立中国康复医疗体系的关键。

三、中医康复技术前沿研究与展望

中医康复是随着康复医学的不断发展和临床康复需求而诞生的新学科，许多中医技术已经在人类康复事业中起着重要作用。为了进一步推动中医康复的发展，需要中医领域的学者们共同思考和探索。

中医是在经验的总结下，不断改进不适应的部分，加强有疗效的部分，而在相

当长的时间里使治疗方法得到合理的演化。其特点中包含有整体观、辨证论治、治未病等哲学观点，对外来文化有极强的包容性。

在针灸治疗方面，“针麻”的研究推动了针灸学与神经学的发展。针灸中，借助神经学，从神经的分布的角度来认识穴位的分布，以及神经对刺激的反应来指导治疗神经系统和内科疾病。利用组织解剖学和电生理学的知识来加强对电针的指导(包括作用的重点和方式)，特别是在软组织中。

按摩和推拿这两个词源自古代，自明代开始有文字记载，原始意义与治疗密切相关。随着现代社会生活质量要求的提高，保健服务行业迅速增长。许多人甚至在医院治疗时也带有保健的心态，将按摩师视为专业保健医生。然而，他们往往忽视了按摩和推拿是一种手法疗法，治疗方式并非局限于传统形式，可以随着基础医学的发展不断改进。通过运用现有的康复治疗方法，如拉伸、淋巴回流促进术，以及关节松动的技术和原理，可以丰富手法的内容。在基础医学的支持下，可以为中医康复技术提供帮助并改进。另外，重新认识局部解剖结构及其功能，了解疾病过程中组织结构与变化，对指导手法治疗的重点和方式具有重要影响。

利用现有的基础知识改进传统的运动疗法，以弥补其不足之处。举个例子，一些人在练习太极拳时可能会出现膝关节退变的情况，这可能是因为他们的架子太低。基础医学的生物力学研究表明，不同的屈膝角度会对膝关节产生不同的压力，因此可以通过调整练习姿势，比如采用高架的方式来减少膝关节的问题。另外，流行的锻炼方式如瑜伽和普拉提也可以借鉴现代医学知识，重新审视传统功法的合理性。普拉提强调专注、控制、轴心、呼吸、准确和流畅六大原则，也是其作用的核心。太极拳则注重心静用意、动静结合、刚柔并济、呼吸自然等心法，这些原则与普拉提中的内容有相似之处。因此，可以认为太极拳作为一种治疗和保健的方法也有一定的合理性。

总的来说，现代科学知识对于传统医学知识的影响是正面的。过去，由于基础医学知识的限制，很多中医治疗方法的效果和治疗方式无法得到合理解释，导致一些中医临床现象无法被解释，从而给人留下不科学的印象。但是，随着现代科学知识的不断发展，一些治疗现象和效果得到了更合理的解释。我们应该扬长避短，去掉现代科学知识中明显不合理的部分，加强合理的内容，对于有争议的地方则要持客观的态度。

为了实现中医的发展，特别是中医康复的发展，我们必须对当前的现状有清晰的认识，并树立正确的观念，这样才能更好地继承和发扬中医文化。在中医康复的发展过程中，应将其纳入“康复”的总体主题下，以适应康复医学发展的需求为基本原则。同时，还要充分发挥中医的独特优势，以凸显中医的特色。中医传统治疗在康复中的作用是现代医学所无法替代的，其急则治标、缓则治本、未病先防和既病防变的哲学思想，对康复领域有着强大的推动作用。这使得中医康复的发展前景非常光明。

第十一章　中医对神经内科疾病的预防与保健

中医的疾病调养理念提倡“法于自然，顺时养生”，尊崇四季养生的原则，关注气候变化、昼夜变化、四季温度等对病情进展的影响。提倡通过整体调整观念、因人制宜理念、治未病等方法平衡机体内在环境，提高机体免疫力。疾病康复管理是专科治疗的延续阶段，康复管理的质量直接影响预后及患者的生命质量。

一、神经内科疾病预防的理念与方法

中医疾病调养理念包含丰富的内容和基本理念，如生命观、健康观、和谐观和权衡观。中医调养理念认为，生命的基础由精、气、神三要素构成，精是生命的物质基础，气是生命活动的动力，神是生命活动的主宰，它们是生命组成和活力的保证。中医提倡在疾病康复过程中实现五脏系统的和谐统一。近年来，中医的体质辨识和调养理念在临床专科疾病康复领域的应用受到越来越多的关注，通过辨证分析疾病的产生、演变和病因病机，参与了疾病的预防、诊治、康复和养生阶段。

中医康复护理技术包括康复训练实施、中医按摩护理措施、中医膳食调护方法、中医情志护理措施等5个方面的措施和内容。

(1) 康复训练实施　中医理论认为人体的肢体运动与气、调身、调息等有密切的相关性，因此结合中医理论，根据患者的身体状况参与康复训练，如开展床边行走、上下楼梯、深呼吸训练等提高患者运动功能、肺功能的康复训练，并且进一步避免患者肌肉萎缩及关节僵硬的情况出现，促进患者提高康复速度和水平。

(2) 中医按摩护理措施　康复科患者一般需要长期卧床休息，因此发生下肢深静脉血栓的可能性较大，护士定时给予患者主动翻身和被动翻身操作，并且使用干净的毛巾对患者受压位置进行擦拭，另外取主要穴位进行穴位按摩，预防下肢深静脉血栓及压疮等并发症的发生，在护理过程中注意力度的控制，观察患者耐受程度并且调整力度。

(3) 中医膳食调护方法　根据中医理论，康复期患者需要补肾助精，可以在患者的饮食菜单中适当添加桃仁、枸杞、肉桂等食物，从而一定程度上起到养气补血的功效。另外可以适当多食用蛋白质丰富的食物及新鲜的瓜果蔬菜，提醒患者不能食用刺激性强的食物，忌烟忌酒，注意休息。

(4) 中医情志护理措施　中医理论认为人的情绪会影响身体脏腑功能的运行，护士可以结合情志导引法、移情法、移情相制法等中医情志措施缓解患者在康复训练过程中产生的焦虑、不安、抑郁等情绪，从而使患者保持积极、乐观的心态。

(5) 中医适宜技术应用管理　医务人员需要积极借助各种中医技术促进患者疾病康复，例如以穴位按摩促进患者全身气血运行，帮助患者祛邪扶正，帮助其预防便秘，改善睡眠质量；通过中药熏洗促进皮肤毛孔扩张，促进药物成分吸收渗透，改善患者关节及背部等多部位的肌肉酸痛、僵硬等症状，缓解患者压力与疲劳；通过中医针灸帮助患者调节神经系统，加速局部血液循环，激活患者身体的精力及活力。

二、神经内科疾病的日常保健措施

随着现代生活的快节奏和工作压力的增加，神经内科疾病在人群中的发病率越来越高。神经内科疾病包括多种疾病，例如脑卒中、癫痫、帕金森病等，是一类影响大脑、脊髓及周围神经系统的疾病，严重威胁人们的身心健康。预防神经内科疾病至关重要，它可以帮助我们保持神经系统的健康，提高生活质量。下文将从饮食与营养调节、生活方式调整、定期体检与筛查、锻炼与运动促进、心理健康与维护、避免有害因素和疾病预防教育与宣传等方面，阐述如何预防神经内科疾病。

1. 饮食与营养调节

保持均衡饮食：合理搭配蛋白质、脂肪、碳水化合物等营养素，避免偏食或暴饮暴食。

多吃富含抗氧化剂的食物：如蔬菜水果、全谷类食物等，有助于抵抗自由基对神经系统的损害。

控制盐、糖、油的摄入；规律作息，保证充足的睡眠时间，避免熬夜和过度劳累；不吸烟和过量喝酒，吸烟和过量饮酒会损害神经系统，增加患神经内科疾病的风险。

2. 保持良好的心态

学会调整情绪，避免长期精神压力过大。

3. 定期体检与筛查

定期进行神经内科检查：包括神经系统查体、脑电图、头颅CT或MRI等，以便及时发现潜在的神经系统疾病。

关注高血压、糖尿病等慢性疾病：这些疾病容易诱发神经内科并发症，应定期进行检查和治疗。

4.锻炼与运动促进

适量运动：根据个人体质和年龄，选择适合自己的运动方式，如散步、慢跑、游泳等。

坚持锻炼：长期坚持锻炼可以提高身体素质，增强抵抗力，预防神经内科疾病。

5.心理健康与维护

学会放松：通过冥想、瑜伽等方式，缓解精神压力，保持心理健康。

寻求支持：与家人、朋友或专业心理咨询师保持沟通，分享自己的感受和困惑。

6.避免有害因素

避免接触有毒物质：如重金属、农药等，以免对神经系统造成损害。

注意用药安全：遵医嘱用药，避免滥用药物或自行更改药物剂量。

7.疾病预防教育与宣传

加强科普教育：提高公众对神经内科疾病的认识，了解疾病的预防方法和早期症状。

宣传健康生活方式：通过媒体、社区活动等渠道，宣传健康饮食、规律作息等生活方式的重要性。

预防神经内科疾病需要各方在生活的方方面面下一番功夫。这包括养成良好的生活习惯，关注身心健康，定期进行体检和筛查，及时治疗潜在问题。同时，加强疾病预防教育和宣传，提高公众对神经内科疾病的认识和重视程度也至关重要。只有这样，才能有效预防神经内科疾病，保持神经系统的健康，过上美好的生活。神经内科疾病会影响大脑、脊髓及周围神经系统，对身心健康构成威胁。因此，预防这类疾病至关重要，有助于保持神经系统的健康，提升生活质量。

三、神经内科疾病的饮食调养

神经内科病人的营养与饮食是他们康复和生活质量的重要部分。通过科学合理的饮食安排，可以提供病人所需的养分，促进神经系统的康复和功能恢复。本文将为神经内科病人提供营养与饮食建议，包括能够提供必要能量和营养素的食物，以及应避免或限制的食物。

(一)能量需求和营养素

1. 神经内科病人的能量需求

神经内科病人由于疾病的原因常常伴有体重减轻和代谢率增加的情况。因此，他们通常需要较高的能量摄入，以满足机体的能量需求。根据个体的具体情况和病情严重程度，能量需求通常在每日 25 ~ 35kcal/kg。

2. 神经内科病人的营养素需求

神经内科病人的营养需求与一般人群相似，包括蛋白质、碳水化合物、脂肪、维生素和矿物质。尤其是蛋白质，对于促进神经系统修复和康复至关重要。病人应保证摄入充足的蛋白质，如鱼类、鸡肉、乳制品和豆类等。

(二)饮食建议

1. 增加复合碳水化合物的摄入

复合碳水化合物是神经内科病人所需的重要能源来源。例如，全谷物(如糙米、谷物面包、全麦面条)和各种蔬菜含有丰富的复合碳水化合物，有利于提供持久稳定的能量。

2. 适量增加脂肪摄入

适量增加脂肪摄入可以满足病人的热量需求，但需避免摄入过多的饱和脂肪酸和反式脂肪酸。建议选择植物油、鱼油和坚果等富含健康脂肪酸(如 ω-3 脂肪酸)的食物。

3. 保证足够的蛋白质摄入

神经内科病人需要摄入足够的蛋白质来维持肌肉组织、免疫系统和神经系统的正常功能。建议病人每天摄入 1.2 ~ 2.0 g/kg 体重的蛋白质，如鱼类、禽类、豆类和乳制品等。

4. 多摄入新鲜水果和蔬菜

水果和蔬菜富含维生素、矿物质和抗氧化剂，有助于改善神经内科病人的免疫功能和营养状况。建议每天保证摄入 5 种以上不同颜色的水果和蔬菜，如西红柿、胡萝卜、菠菜等。

5. 控制盐和糖的摄入

神经内科病人通常对盐和糖的处理能力较差，容易导致水钠潴留和血糖波动。

因此，饮食中应控制盐和糖的摄入量，避免食用过咸或过甜的食物。

四、神经内科疾病的情志调护

神经内科疾病常见于脑血管意外患者，多伴肢体功能障碍需卧床治疗，易导致便秘困扰。常规措施效果有限，且便秘患者面临生理、心理及社会行为改变，不利于康复。中药大黄、芒硝敷脐具有独特优势，促进胃肠功能，有助于改善便秘。研究表明，情志内伤是住院患者排便异常的重要因素。中医情志护理以情志理论为基础，通过开导和移情等方法缓解心理不适，建立正性认知，提高治疗效果。

(一)神经内科疾病常见的心理特征

患有不同疾病的人群，其心理特征也具有差异性。脑卒中后抑郁患者的心理特征主要表现为思维方式的改变、情绪控制能力的减弱、行为方式改变；脊髓损伤的患者在伤后所表现的心理特征主要体现在认知、情绪、行为等方面。

1.焦虑和恐惧

癫痫和脑卒中患者常常表现出一些心理特征，例如紧张和恐惧。这两种疾病都具有突发性的特点，而且癫痫会反复发作，脑卒中的急性期则有很高的致残率和致死率。患者通常缺乏对疾病的了解，导致他们对治疗过程和恢复周期感到不安。生活方式和习惯的改变也会对患者的情绪产生负面影响，因为社会因素如家庭、工作、经济、学习和婚姻会加剧他们的精神压力。这种心理特征通常在疾病早期就会出现，表现为注意力不集中、情绪低落、失眠和思想负担重。

2.多疑

眩晕患者经常表现出多疑情绪，这种症状在日常生活中更为明显。他们可能会感觉到天旋地转的感觉，或在特定的活动或姿势下出现眩晕，并且可能会伴随呕吐症状。由于疾病的特殊性，他们可能对自己的病情产生怀疑，甚至在看到其他患者接受治疗时也会担心自己的病情。对于那些性格固执、自我中心、疑心重的患者来说，他们在疾病期间可能更加敏感，对周围人的言行举止、语气、眼神等表现会产生负面情绪，这可能会影响到他们的康复。

3.抑郁

随着时间的推移，如果病情没有得到明显改善，甚至出现加重等情况，患者可能开始意识到病情的严重性，这会导致紧张和恐惧感增加。患者可能会感到生活缺乏意义，对未来感到悲观和失望，失去了对疾病治疗和康复的信心。这些负面情绪可能导致绝望、沮丧、消沉、忧伤等，并且可能出现轻生的想法。情绪控制能力可能减弱，易激动，易发脾气，易受惊，过分警惕，注意力不集中。

4. 孤独与失落

老年患者在神经内科中更容易感到孤独和失落，尤其是退休在家的中老年人群。他们的子女多数已经独立生活，导致老人人际交往减少，加上疾病的折磨，使他们感到空虚、寂寞，产生孤独感。有些患者住院时间较长，亲人的关心可能会逐渐减少，而一些内向的患者缺乏与医务人员的交流，心理敏感，容易情绪低落，常感到无价值感。这些因素使得老年患者更加孤独、失落、情绪低沉。

5. 自尊与依赖

老年患者在发病后情感变得脆弱、敏感，喜欢周围人对他尊敬，习惯按自己的观点看问题。希望子女、亲友来探望，得到更多的关心和温暖，对医护人员产生过分的依赖心理，即使自己能完成的事也不去做，事事依靠别人，完全依赖于陪护人员，稍有不如意就会发脾气。自我中心意识较强，不愿听从别人安排，尤其不重视年轻医护人员的意见。有时甚至突然拒绝治疗和护理，坚持原有生活饮食习惯等。老年患者在疾病期间往往表现出这些行为特征，需要医护人员的谅解和耐心。

（二）心理特征情绪表现阶段

1. 震惊期

面对突如其来的疾病，患者一时很难接受。这时，就需要医护人员及家属的密切配合，严密观察患者感情的变化。此期主要目的是为了缓解患者恐惧不安的情绪，主要采取的方法是以解释、安慰为主的支持疗法。

2. 否认期

部分患者患病后，会出现认知行为功能障碍，此时他们的情绪控制能力相对较差，很容易产生焦虑及抑郁。因此，我们不应过早地将疾病预后的后遗症等不利于康复早期的一面告诉患者。相反，在此期，我们应积极鼓励患者树立战胜疾病的信心，积极参加康复训练，在疾病的恢复过程中，循序渐进地让患者对自己的疾病有所认识。

3. 抑郁期

情绪控制力弱、情感脆弱、情绪波动性强、易感伤是患者抑郁期的常见表现。抑郁期的患者发病后最严重的后果是自杀。当意料之外的疾病降临在自己身上时，他们会认为自己给家庭、单位、社会带来负担，给亲属带来了痛苦，觉得自己的生命毫无意义，于是便会产生自杀的念头。绝食、服安眠药、自残等都是在践行心里产生的自杀念头，他们希望通过这些自杀行为来获得“解脱”。面对这些情况时，作为医务人员或家属，应在不违背原则的情况下给予患者一定的理解和包容，比如协助患者完成某个愿望，或者与患者加强沟通、疏导等。

4. 愤怒期

此期，临床现象常表现为焦虑、烦躁、不配合、发脾气、态度变化无常，对自己或周围的人产生敌意、怨恨，严重者不能控制自己的情绪，甚至会出现伤人毁物等攻击性行为。这一时期的患者其实是非常痛苦的，他们的内心渴望得到别人的体贴、关怀、照顾。因此，我们可以从患者的日常生活开始，主动去关心他们，帮助他们减轻或解除心理上的痛苦。

当患者出现发泄行为时，我们应理解、谦让，用耐心去包容。同时，也应注意避免过度关心、安慰，以防引起患者的反感。

5. 自卑和自责期

当患者出现认知、语言、行为障碍后遗症时，大多会经历此期。社会角色的改变，生活、家庭、事业的缺失，疾病恢复期的漫长，均会引起患者自卑的心理，使其丧失对生活的热情。想要帮助患者重拾笑颜，就要做到禁止使用刺激性语言，避免讥笑、蔑视等行为的出现，多多与患者沟通，疏导患者的心理，培养他们对生活的兴趣，帮助他们缓解与亲人之间的关系，让他们感受到来自身边人的爱与温暖。

6. 依赖期

以自我为中心，过分依赖别人的帮助与照顾。此阶段，主要是帮助患者树立信心，客观认识疾病，体会康复成功后的乐趣。疏导患者要有积极乐观的心态，自己的事情尽量自己做，逐步摆脱患者角色，通过自己的努力逐渐回归社会。

7. 适应期

当患者能够正视疾病，并且适应疾病的现状时，着重帮助患者采用正确的方式进行康复锻炼，努力恢复到机体的最佳状态。

（三）情志护理方法

中医情志护理包括移情易性、情志相胜及情志陶冶：①移情易性：充分评估患者心理状态，根据其文化水平与社会背景运用不同的交流技巧，耐心倾听患者主诉，耐心安抚患者，采用积极性或暗示性语言帮助其建立正性认知模式，充分调动患者主观能动性，积极应对疾病；转移患者注意力，缓解其焦虑、抑郁情绪，鼓励患者可下床自由活动，患者进行各项休闲娱乐活动如太极拳、象棋、散步，对于需绝对卧床的患者，迎合其喜好，播放不同类型的电视剧、电影、综艺、音乐或者以往喜闻乐见之人与事的录像。②情志相胜：根据五行相胜理论采用中医之正言，在充分了解患者性格特征后加强与患者的情感沟通，鼓励患者倾诉内心真实想法，争取情感共鸣；采用暗示性语言加强患者对于保持乐观情绪有助于提高治疗效果的认知程度；结合良好恢复实例，让患者产生自信心和安全感，从而战胜恐惧心理。③情志陶冶：针对负性情绪严重者，结合其兴趣爱好适当播放中国古典名曲或者国外钢琴名曲进行情志陶冶，帮助患者放松精神。

（四）情志护理效果

中医学研究表明，神经内科住院患者由于原发病较重、病程较长、治疗效果不明显等原因会出现情志失常，而情志致病会损伤五脏，进而引起一系列心理、生理学变化，继而导致肠道气机失调，影响肠道功能，久之可引发便秘。中医情志护理根据五行相胜理论采用中医之正言，加强与患者的情感沟通，并帮助患者建立正性认知模式；护理干预过程中采用移情易性、情志相胜及情志陶冶，借助外界良性刺激转移患者注意力，强调乐观的情绪及积极配合治疗的重要性，促使患者保持良好的心理状态，进而促进机体气机通达。

第十二章　中医康复与神经内科名医经验

一、中医治疗中风的经验总结

国医大师张志远[1]教授自幼习医，在临床、教学、科研等方面硕果累累，在学术界影响大，对中风的治疗经验丰富，提出玄府不通是病机关键，形成了独到的处方用药特色。

1.病证兼顾定治法

张志远教授认为中风的发生主要由“内风”导致，其病因包括内伤积损、情志所伤、气虚邪中，关键在于玄府闭塞，气血不通。玄府一词最早指汗孔，《黄帝内经》中的玄府概念是刘完素研究的基础。他研究了人体气血津液等微小物质在人体中的运行腠理和门户，称之为玄府。清代名医叶桂吸收前人经验，在玄府理论基础上发展了络病学说。玄府理论和络病学说都是人体中普遍存在、遍布全身的微小结构，为气血津液运行的通道，治疗上都需要畅通气血。

中风治疗基本原则为“扶正祛邪，调整阴阳；搜剔经络之痰，补气活血化瘀”。以“开通玄府，畅行气血”为基本治法，中风发展的每个时期都应充分考虑具体情况。

急性期　治疗重点应在开通玄府、畅行气血。当出现目盲、口开、合眼、撒手、遗尿、昏睡时，应按阳气虚衰处理，投大剂人参、附子，佐以养阴药物，能回阳救逆，挽救生命；当出现双手握拳、牙关紧闭、面红气粗、昏睡有鼾声、痰涎上涌、便秘尿赤、舌红苔黄、脉弦而滑或如革、牢脉时，首先要豁痰开窍，用半夏、橘红各30 g，大黄3 g，分5次鼻饲或口服，等到痰降可进汤药时，服用安宫牛黄丸或至宝丹，待病情稳定后对症用药。

恢复期　证属气虚血瘀者较多，症见半身不遂，口眼㖞斜，语言謇涩，四肢无力，舌有瘀斑瘀点，脉涩，治疗宜补益气血与开通玄府相结合。若为风痰阻络，患者平素易头痛，眩晕，口苦，发作后舌淡，舌体胖大，边有齿痕，苔白厚或白腻，治以息风燥湿，化痰通络。若证属痰热腑实阻滞筋脉，则表现为黄痰多，腹胀便秘，舌暗红，苔黄腻，

[1] 李顺，刘桂荣．国医大师张志远治疗中风经验[J]．世界中医药，2024，19(04)：556-560.

治以泄热通腑，息风化痰。

后遗症期 此时患者元气亏损，正气未复，邪气存留，血脉不畅，因而多用补益药物扶正祛邪，配以开通玄府药物帮助恢复正气，防止中风复发。

2. 基于"肝－肾－脑"轴论治中风[1]

龙教授强调，"正虚"和"邪实"的阴阳脏腑之别，使得中风病复杂多变，临床上常见的病理变化多为虚实夹杂，病症错杂而难以驾驭，常须"间者并行，甚者独行"之责以治之；清·叶天士《叶选医衡·因病似虚因虚致病论》中有言："万病不出乎虚实两端，万方不越乎补泻二法。顾治实之法，犹易知易行，姑置弗论。惟是治虚之法，自古难之"，要想有效地扶正补虚，须准确把握"补益"的度量。龙教授推崇《素问·至真要大论》中"以平为期"的治疗理念，认为补虚并非一味苛责恢复到既往的"强"平衡，而是在用药方面追求"稳中取效"，这也恰好体现了"中医"的"中"字含义所在，其认为"衰其大半而止"的治则应贯穿疾病的整个治疗过程，证治当揣度虚实，进退有度，补中寓通，不拘一法，达到"补而不滞、补不碍邪，补中能消，补中寓通"的临床疗效。

二、中医治疗郁证的临床心得

郁证发病率高，呈年轻化趋势，且极难治愈，容易复发，是形神共病、五脏失调、六经紊乱之证，单从某脏某经辨治，略有偏颇。临床应以形神一体观为指导，以调理气机为根本，以协调五脏为核心，以疏理六经为媒介，所用之法简单而易行，所取之穴全面而有效，体现了整体观念，始终遵循调气原则，从而可使六经通达、五脏安和，最终实现气畅郁舒、形与神俱。

1. 以整体观的思想治疗郁证[2]

整体观念是《黄帝内经》中最具特色的学术思想之一，它揭示了人体的完整性以及人与自然和社会环境的统一性。这一观念是中医理论体系的核心和基础。在疾病的发生和发展过程中，整体观起到了重要作用，并指导疾病的治疗与预后。在临床观察中发现，郁证的发生虽然与情志有直接关系，但也经常伴随机体共病，且病机复杂，影响广泛。因此，运用整体观念来治疗郁证显得尤为重要。

---

[1] 古琼婷，柏正平，龙华君，等. 龙华君基于"肝－肾－脑"轴论治中风病经验[J]. 湖南中医杂志，2024，40(05)：33-35.

[2] 杜耀文，王珑. "形神－五脏－六经"调气法针刺郁证[J]. 陕西中医，2024，45(03)：369-372.

人类的基本特征即为形神一体，内外之间紧密联系。五脏藏神，脏气平衡是神志安定的关键。五脏与六经相互配合，确保气机畅达。七情过激、饮食不节、劳累会导致六经紊乱，进而引起各种情志疾病。郁证是形神共病的典型，治疗需从整体出发，强调调理五脏六经。针刺可以畅通气机，实现形神共调，使患者痊愈。

2从“肝木曲直”论治郁证

在“肝主疏泄”理论的主导下，疏肝解郁、清肝平肝等治法理所当然地成为郁证的核心治则治法。《黄帝内经》提出了补虚泻实法则，于肝而言，《素问·藏气法时论》论：“肝欲散，急食辛以散之，用辛补之，酸泻之”“肝苦急，急食甘以缓之”。《素问·阴阳应象大论》言：“辛甘发散为阳，酸苦涌泄为阴。”以《辅行诀》小补肝汤为例说明之。小补肝汤为治疗“肝气虚”导致情志病证的方剂，组成为桂枝、干姜、五味子、大枣，方用桂枝、干姜辛以散之而补肝，五味子酸以收之而泻肝，大枣甘以缓而缓肝苦急。肝木“其性随、其用曲直”，故按《辅行诀》“用病为虚”的理解，则肝气虚本质是肝曲直失用，而非今日理解的肝气血阴阳的不足。其方辛甘酸收，阴阳并用，以曲直组方，相反相成，促进肝曲直之用的恢复，而达到病气衰减的目的，故陶弘景曰：“适其性而衰之。”(《辅行诀脏腑用药法要·辨肝脏病证文并方》)，即用药顺应肝曲直之用的特性而达到治疗目的。

张大昌运用补肝汤时特别强调其治“癫怪病极效”[1]。“癫”为中医神志病之代表，“怪”则可以表现郁证的“怪奇”症状，“极效”则进一步说明补肝汤在神志病中的应用价值。衣之镖[2]以《辅行诀》补肝汤加减治疗眩晕医案，患者一为男性，既存在“急躁易怒”的根本性格，又见近年来发病时“惊恐多噩梦”“畏寒嗜睡”。患者二为女性，因“情志不畅”而眩晕“胸闷”，兼有“烦躁易怒”“惊悸多梦”。两者的躁郁情况可能有着“先”与“后”的不同，但在发病时均呈现躁郁相兼的病状，以补肝汤加减治疗，形神俱调。柳红良[3]报道了用《辅行诀》补肝方思路调肝治疗复杂抑郁症的有效案例，该病例因长期工作压力大，出现烦躁，惊疑不安，恐惧心悸，夜卧不宁，入睡困难，性生活不和谐，阳痿早泄，情绪低落，纳差，胸闷短气，少气懒言，舌质暗红苔白，脉虚弦。从临床表现看，与《黄帝内经》肝风躁郁相兼的病证十分相近。方用《辅行诀》小补肝汤合小补心汤加减(即大补肝汤)获得良效。

---

[1] 张大昌. 张大昌医论医案集[M]. 北京：学苑出版社，2008.

[2] 衣之镖. 辅行诀五脏用药法要临证心得录[M]. 赵怀舟，校. 北京：学苑出版社，2011.

[3] 柳红良. 基于肝气虚立论抑郁症证治研究[M]. 济南：山东中医药大学，2013.

于晓雯等[1]也以该方加减治疗“情感性心境障碍”躁郁症，获得显效。

总之，《黄帝内经》治疗肝病以辛补酸泻为法，与今日脏腑气血阴阳之虚实补泻概念不同，补肝汤虽名为“补”，却无一般意义上的补益药。其依据对肝生理功能特性的把握，借助药物性味相反相成之力，以顺应肝的曲直之用的特性，从而调整肝木之用，使脏气恢复平和之态。以此思路和方法，临床可用于躁郁相兼乃至更为复杂的郁证辨治。

三、中医治疗痹症的独特见解[2]

(1)从太阳论治　太阳又名“巨阳”“三阳”，为六经屏障，调和营卫，主一身之表，故当外邪侵袭时，太阳首当其冲。太阳证常发生于痹证的初期，多以感风、寒、湿等外邪而发病，症见全身关节游走性疼痛，呈对称性，并以小关节为著，晨僵不舒，多伴有发热头痛、恶风恶寒等症，形寒肢肿，或项背拘紧，或一身尽疼，脉以浮紧濡缓多见。

(2)从阳明论治　阳明又称二阳，阳明病多为热盛腑实的证候，叶天士在《叶氏医案存真》中记载：“阳明者，五脏六腑之海……法当大补阳明气血，不与风寒湿所致成痹者同治”。在痹证中，阳明病多出现在早中期，众多医家往往从中焦阳明出发，注重调和营卫，从而达到祛除痹邪的效果。东汉张仲景在《伤寒论·辨阳明病脉证并治》言，如痹证出现表里阳气俱虚，风寒湿邪俱盛的证候时，提出甘草附子汤为此证确切有效的经方。该方由4种中药组成：桂枝、甘草、白术和附子，药仅四味，均有不同程度的抗炎、镇痛作用，实为疗痹证之良方。

(3)从少阳论治　少阳病系邪气入侵少阳、枢机不利、胆火内郁而成，多出现在痹证早中期，根据《伤寒论》原文及临床试验等相关报道，痹证的发生与“少阳主枢”“运行水液，通行诸气”“少阳主骨”“少阳厥逆”等息息相关。

(4)从太阴论治　太阴病是三阴病的初始阶段，为“阴中之至阴”，包括手、足二经和肺、脾两脏，脾脏居中焦，主运化，升清阳，主四肢。《伤寒论》认为痹证的发生与水湿相关，湿邪阻遏气机，常易困脾，故治法多以利水湿，通经络为主。

(5)从少阴论治　少阴由心肾二脏及所属经络组成，痹证的中晚期病变以少阴为主，心肾二脏阴阳气血俱虚为特点，大多为寒证、虚证，故少阴病的治疗总以扶正为要。《伤寒论》第305条曰：“少阴病，身体痛，手足寒，骨节痛……附子汤主之。”少阴阳衰阴盛，

---

[1] 于晓雯，李国强，王中琳．基于《辅行诀》探讨情感性心境障碍的中医治疗[J]．四川中医，2017，35(5)：29-31.

[2] 李妍，陈守强．眼针联合宁心通痹方治疗痹证经验[J]．实用中医药杂志，2023，39(11)：2281-2283.

寒湿凝结，留着于筋脉骨节，故身体痛、骨节痛，为阳虚里寒之痹证，用温阳除痹法的代表方附子汤。

(6)从厥阴论治　厥阴病为伤寒六经病症之末段，厥阴为病，因肝失条达，木火上炎，脾虚不运，易形成上热下寒的病机变化，治法一般遵循“寒者温之，热者清之”的原则。《伤寒论》第29条曰：“伤寒，脉浮……脚挛急……四逆汤主之。”第91、92、353、372条也记载了四逆汤是仲景治疗少阴阳虚寒盛之主方，回阳救逆第一品方。

四、中医在神经内科杂病康复中的智慧与实践

神经内科疾病是指涉及中枢神经系统和周围神经系统的各种疾病，包括中枢神经系统的脑、脊髓和周围神经系统。随着生活水平的提高和人口老龄化程度的加剧，神经内科疾病的发病率逐渐增加，给患者的健康和生活带来了极大的影响。而传统中医学在神经内科疾病的治疗中也有着丰富的经验和独特的治疗方法，为患者提供了更多的治疗选择。本文将探讨中医在神经内科疾病治疗中的应用。

1. 中医重视疾病的整体治疗

在中医看来，脑血管疾病的发生和发展是多种因素综合作用的结果，因此治疗时需要综合分析病情，选用针对性的治疗方法。中医强调平衡阴阳、调和气血，通过针灸、推拿、草药等治疗手段，调理患者的生理功能，增强免疫力，减少后遗症的发生。

中医药具有独特的药用价值。中医药是中华民族的传统药物学，经过数千年的实践和总结，形成了丰富的药物资源和治疗经验。川芎、当归、白芍等药材在中医治疗中风病时有着良好的疗效，可以活血化瘀、祛风通络、调理气血，对改善脑血管疾病的症状有着显著的效果。

中医的针灸疗法也在脑血管疾病治疗中得到了广泛应用。针灸疗法是通过刺激穴位，调节经络气血，达到治疗疾病的目的。临床上，针灸可以改善患者的肢体活动功能，提高病情的康复速度，减轻患者的痛苦。

中医在脑血管疾病治疗中有着独特的优势和方法，其独特的治疗理念和手段对改善患者的症状和促进康复起着重要作用。

神经炎症性疾病是指由于神经系统的感染、免疫反应等引起的一系列疾病，如脊髓灰质炎、带状疱疹等。这些疾病的特点是病程较长、症状明显，严重影响患者的健康和生活。中医在治疗神经炎症性疾病中也有着独特的治疗方法和效果。

2. 中医强调扶正祛邪

在中医看来，神经炎症性疾病是由外邪侵袭、正气不足所致，因此治疗时需要扶正祛邪，既要消除病因，又要提高患者的抵抗力。中医药采用清热解毒、扶正祛邪的药物，如黄芩、连翘等，可以有效地抑制炎症反应，提高患者的免疫力，缩短病程，减轻病情。

3. 治疗和康复手段多样

中医的推拿疗法在神经内科疾病治疗中也有着良好的效果。推拿疗法是中医特有的一种治疗手段，通过按摩、振动、拍打等手法，刺激经络、调理气血，达到治疗疾病的目的。在治疗带状疱疹等神经炎症性疾病时，推拿可以增加患者的局部血液循环，缓解疼痛，加速水疱的愈合，减少留瘢痕的机会。

中医的穴位贴敷疗法也在神经炎症性疾病治疗中得到了广泛应用。穴位贴敷疗法是指在特定的穴位贴敷药物贴，通过皮肤吸收药物，达到治疗疾病的目的。临床上，穴位贴敷疗法可以缓解患者的疼痛、舒缓症状、减轻炎症反应，对改善患者的症状有着显著的效果。

中医强调治未病。在中医看来，神经系统变性疾病的发生和发展是由于体内气血失调，脏腑功能失调，虽然目前医学还无法治愈这些疾病，但通过中医治疗可以延缓病情的发展，提高患者的生活质量。中医药采用补气养血、益肾填精的药物，如何首乌、枸杞子等，可以有效地改善患者的气血不足、肾精亏虚，增加细胞的抵抗力，缓解症状，减轻病情。

在神经系统变性疾病的康复治疗中，中医的五禽戏疗法也有着独特的应用。五禽戏是一种传统的保健疗法，通过模仿5种动物的动作，锻炼身体、调理气血、缓解疾病症状。在神经系统变性疾病的康复治疗中，五禽戏可以改善患者的运动功能、增加运动量、提高肌肉力量，对改善患者的症状有着良好的效果。

中医在神经系统变性疾病治疗中有着独特的治疗方法和效果，其独特的治疗手段对改善患者的症状和促进康复起着重要作用。通过综合分析，可以看到中医在神经内科疾病治疗中有着丰富的经验和独特的治疗方法，为患者提供了更多的治疗选择。在日益严重的神经内科疾病的困扰下，中医的应用将有望为患者提供更好的治疗效果和更大的康复空间。

第十三章　中医康复与神经内科的未来展望

一、中医康复与神经内科的发展趋势

随着人们健康意识的提高和医学技术的不断发展，中医康复医学在现代医学领域中的地位和作用日益凸显。中医康复医学是结合中医药理论和现代医学康复医学理论，以及康复技术和手段，通过辨证施治、调节阴阳、活血化瘀等中医药治疗方法，对各种慢性康复性疾病进行综合治疗的一门临床学科。

神经内科包含的范围广泛，中风、脑梗死、脊柱疾病、骨折等疾病，以及常见的慢性病如痛风、糖尿病、高血压等，都可以通过中医康复医学进行治疗和康复。中医康复医学主要以针灸、推拿、中药疗法等为主要治疗手段，通过调理体质、疏通经络、活血化瘀等方法，达到康复治疗的目的。

近年来，国内外对中医康复医学进行了大量的研究工作，取得了不少成果。特别是在中医康复医学的理论研究、临床研究、药物研究等方面都有了很多新的发现和突破。这些研究成果为中医康复医学的发展提供了理论和技术基础，为中医康复医学的临床应用奠定了坚实的基础。中医康复技术在神经内科中的发展趋势主要分为以下几类：

1.传统中医药与现代科技的结合

目前，中医康复医学正逐渐借助现代科技的力量迈向新的发展阶段。传统中医药与现代科技的结合已成为中医康复医学的发展趋势之一。该趋势要求中医康复医学充分利用现代科技手段，如医疗器械、药物研发和信息技术，以提升临床治疗效果和康复效果。传统中医药结合现代科技手段能实现更精准、更有效的治疗和康复效果，这将成为中医康复医学未来发展的关键方向之一。

2.深度融入国际化视野

在全球化的今天，中医康复医学需要更加深入地融入国际化视野。通过与国际先进医学技术和康复理念的交流与合作，吸收国际医学领域的最新成果和技术，不断提高中医康复医学的国际竞争力和影响力。这也将有助于推动中医康复医学的发展和融入全球医疗体系中。

3. 多学科交叉融合

中医康复医学需要更多地与其他相关学科进行交叉融合，如康复医学、心理学、康复护理学等。这样可以更好地整合各类资源和专业优势，形成多学科综合治疗的新模式，提高中医康复医学的综合治疗效果，也有助于拓展中医康复医学的研究范畴和深度。

4. 创新技术和手段的应用

中医康复医学需要更多地借鉴和应用现代医学领域的创新技术和手段。如生物医学工程、医学影像学、康复辅助设备等现代技术可以有效地帮助中医康复医学实现更加个性化、精细化的康复治疗，提高治疗效果和患者的生活质量。

中医康复医学融合了中医药传统理论和现代科学技术，其发展具有很大的潜力和广阔的前景。未来，中医康复医学将在传统中医药与现代科技的结合、国际化视野、多学科交叉融合、创新技术和手段应用等方面持续发展壮大，为更多患者带来健康与康复。希望中医康复医学能够在未来的发展中不断壮大、不断创新，为神经内科疾病的治疗和康复做出更加积极的贡献。

二、中医康复与神经内科的创新研究

随着科技的迅速发展和医学研究的不断深入，神经内科疾病的康复技术与方法也在不断创新与完善。这些创新涵盖了治疗方法到康复技术的整体提升，为患者提供了更多选择和更好的效果。本书将探讨一些神经内科疾病的康复技术与方法创新，并分析其对患者康复的积极影响。

1. 物理疗法创新

在神经内科疾病的康复过程中，物理疗法通常用于轻度病情的患者。传统的物理疗法如电疗、磁疗和理疗虽然被广泛应用，但在康复效果和患者舒适度方面存在一定局限性。为了改善康复效果，医学界逐渐引入了一些新的物理疗法。

不得不提的一种新兴的物理疗法是神经康复机器人技术。在医生的控制下，这些机器人能够对患者的肌肉和关节进行被动式康复训练。通过科学的力度控制和特定的运动模式，这些机器人能够在康复过程中为患者提供更为精准和标准化的训练。同时，机器人还能实时监控患者的运动状态和力量变化，提供反馈信息，帮助患者更有效地进行康复训练。

2. 药物治疗创新

神经内科疾病的康复不可或缺地依赖药物治疗，而随着药物治疗的不断创新，患者的康复效果也在不断提升。传统的药物治疗主要集中于控制症状和减轻患者的不适感，然而由于个体差异较大，有时治疗效果难以满足患者的个性化需求。

近年来，随着药物研究的不断深入，一些新型药物逐渐问世。例如针对中风后运动功能障碍的治疗，现在已有一些创新药物被研发出来。这些药物能调节大脑内的神经递质，从而促进运动神经元的恢复和再生。通过科学合理的用药方案，这些药物能够显著提高患者的运动能力和康复效果。

3. 神经康复辅助装置创新

神经康复辅助装置是可以帮助治疗神经内科疾病，提高康复效果的装置。常见的辅助装置包括助行器材、矫形器和假肢等，它们在一定程度上能够改善患者的生活质量。然而，由于这些装置的制作和使用需要依赖手工操作，导致无法满足患者的个性化需求。

为了解决上述问题，一些新颖的神经康复辅助装置已经问世。例如，基于人工智能技术的智能助行器，能够根据患者的实际状况和需求，智能调整支撑力度和步态模式，个性化地提供康复辅助。同时，利用3D打印技术制作的矫形器更加精准和便捷，可以更好地满足患者的需求。

总体来说，神经内科疾病的康复技术与方法的创新已经为患者提供了更多选择和更好的效果。物理疗法、药物治疗以及神经康复辅助装置的创新为患者带来更个性化、更精准的康复方案。随着科技的不断进步，我们有理由相信神经内科疾病的康复技术与方法将会继续有更多创新和突破，为患者带来更多的希望和盼望。

三、对未来中医治疗神经系统疾病的优势与展望

随着社会不断发展，神经精神疾病的患者数量也不断增加。传统中医药治疗方法因其独特的理论体系和丰富的临床经验，在治疗神经精神疾病方面一直拥有广泛的应用。因此，本书将探讨中医在神经精神疾病治疗领域的应用前景，并分析其中的优势和挑战。

（一）中医治疗神经精神疾病的优势

(1)个体化治疗　中医药是一门注重以人为本的医学理念，强调治疗疾病需因人而异。在治疗神经精神疾病时，中医药能够根据患者的病情、体质、心理状态等多方面因素进行个性化的辨证施治，有效地提高治疗的针对性和个性化程度。这种个性化的

治疗方式可以更好地满足患者的需求，提高治疗效果，促进患者的康复。

(2)综合治疗　中医药在治疗神经精神疾病时，不仅关注于缓解症状，更强调整体的调节和最终的治愈。通过调整患者体内的阴阳平衡和气血运行，中医药旨在全面促进患者的身心健康。

(3)副作用少　相比于西药治疗，中医药在治疗神经精神疾病时的副作用较少。中药主要由天然植物和动物性药材构成，其化学成分相对复杂，能够更温和地调节人体功能，从而降低了药物引起不良反应的概率。

（二）中医治疗神经精神疾病的现状

(1)治疗以药物为主　中医药在神经精神疾病治疗中的应用极为广泛。举例来说，中药能够有效改善诸如焦虑症和抑郁症等病症，而针灸则可显著缓解失眠和头痛等问题。此外，中医按摩也有助于改善患者的情绪，促进其自我康复等功能。大量科学研究表明，中医药在这些领域的疗效是确凿的。例如，中药提取物可以调节神经递质的平衡，提高脑细胞的存活率，并抑制过度活跃的神经元活动等。这些研究成果为中医药在神经精神疾病治疗方面奠定了更加坚实的理论基础。

(2)术后康复效果佳　无论进行何种手术或是治疗脑部疾病，都会对患者的身体各项机能造成一定影响，其中尤以肢体功能和认知功能的影响最为显著。手术本身会给机体带来一定的创伤，术后患者在恢复过程中还会受到疼痛和活动受限等问题的影响，这导致恢复过程缓慢，并对患者的身心健康产生不同程度的不利影响，进而在一定程度上降低了他们的生活质量。因此，提高患者的康复效果成为康复科面临的重要问题之一。近年来，中医康复技术发展迅速，并在多种疾病的应用案例中显示出了良好的效果。

（三）中医治疗神经精神疾病的挑战

(1)临床疗效的确证　目前中医药治疗神经精神疾病的疗效评价相对较为缺乏。需要进一步开展大规模的临床试验，严格评估中医药治疗的疗效和安全性，为其在医学界的推广应用提供可靠的科学依据。

(2)标准化问题　中医药涉及复方药物、个体化治疗等特点，导致治疗方案的标准化困难。需要建立中医药治疗神经精神疾病的标准化疗法，确保治疗的稳定性和可操作性。

(3)传统与现代医学的结合　中医药治疗神经精神疾病需要与现代医学进行结合，发挥二者的优势。需要通过建立跨学科的研究和合作机制，推动中医药在神经精神疾病治疗中的综合应用。

（四）未来发展方向

(1)成熟的中医药理论　加强中医药理论研究，在现代科学的基础上深入理解中医药的独特理论体系，为中医药治疗神经精神疾病提供更为科学的解释。

(2)临床实践的规范化　加强临床实践的规范化，建立中医药治疗神经精神疾病的疗效评估标准，促进中医药在神经精神疾病治疗中的可信度和可复制性。

(3)注重教育与培训质量　加强中医药治疗神经精神疾病的教育与培训，培养更多具备中医药知识和技能的医学专业人才，增强中医药在神经精神疾病领域的应用能力。

综上所述，中医在神经精神疾病的治疗中具有独特的优势和广阔的应用前景。通过进一步深入的研究和规范化的实践，中医药有望成为神经精神疾病治疗领域的重要组成部分，为患者提供更加全面和个体化的治疗方案。我们期待中医药的进一步发展，从而促进神经精神疾病患者的康复和生活质量的提高。

附录

A. 神经内科疾病的常用中药方剂

治疗神经内科疾病的常用中药

一、平肝息风药

1. 天麻

性味与归经：味甘，性平，归肝经。

功能与主治：平肝息风，止痉。用于头痛眩晕，肢体麻木，小儿惊风，癫痫抽搐，破伤风等。

2. 钩藤

性味与归经：味甘，性凉，归肝、心包经。

功能与主治：清热平肝，息风定惊。用于头痛眩晕，感冒夹惊，惊痫抽搐，妊娠子痫，高血压头痛。

3. 牛黄

性味与归经：味甘，性凉，归心、肝经。

功能与主治：清心，豁痰，开窍，凉肝，息风，解毒。用于热病神昏，中风痰迷，惊痫抽搐，癫痫发狂，咽喉肿痛，口舌生疮，痈肿疔疮。

4. 地龙

性味与归经：味咸，性寒，归肝、脾、膀胱经。

功能与主治：清热定惊，通络，平喘，利尿。用于高热神昏，惊痫抽搐，关节痹痛，肢体麻木，半身不遂，肺热哮喘，热结膀胱，尿少，水肿，高血压等。

5.全蝎

性味与归经：味辛，性平，有毒，归肝经。

功能与主治：息风止痉，攻毒散结，通络止痛。用于小儿惊风，抽搐痉挛，中风口眼㖞斜，半身不遂，破伤风症，风湿顽痹，顽固性偏正头痛，疮疡肿毒，瘰疬结核。

6.羚羊角

性味与归经：味咸，性寒，归肝、心经。

功能与主治：平肝息风，清肝明目，清热解毒。用于肝风内动，惊痫抽搐，肝阳上亢，头晕目眩，肝火上炎，目赤头痛，温热病壮热神昏，热毒发斑，还可用于肺热咳喘。

7.蜈蚣

性味与归经：味辛，性温，有毒，归肝经。

功能与主治：息风止痉，攻毒散结，通络止痛。用于急慢惊风，痉挛抽搐，破伤风，中风口歪，半身不遂，风湿顽痹，顽固性头痛，疮疡肿毒，瘰疬结核及毒蛇咬伤。

8.僵蚕

性味与归经：味咸、辛，性平，归肝、肺经。

功能与主治：息风止痉，祛风止痛，化痰散结。用于惊痫抽搐，中风口歪，面神经麻痹，咽喉肿痛，声音嘶哑，颌下淋巴结炎，风疹瘙痒等。

二、疏散外风药

1.葛根

性味与归经：味甘、辛、性凉，归脾、胃经。

功能与主治：解肌退热，透发麻疹，生津止渴，升阳止泻。用于外感发热，头痛项强，口渴，麻疹不透，消渴，热泄热痢，高血压颈项强痛。

2.柴胡

性味与归经：味苦、辛，性微寒，归肝、胆经。

功能与主治：疏散退热，疏肝解郁，升阳举陷。用于寒热往来，感冒发热，月经不调，胸胁胀痛，久泻脱肛，子宫脱垂及疟疾等。

三、开窍药

1.冰片

性味与归经：味辛、苦，性微寒，归心、脾、肺经。

功能与主治：开窍醒神，清热止痛。用于热病神昏，惊厥，痰热内闭，暴热卒厥，中风痰厥，气郁暴厥，中恶昏迷，小儿惊风，目赤肿痛，喉痹口疮，疮疡肿痛，溃后不敛，以及急慢性化脓性中耳炎。

2.石菖蒲

性味与归经：味辛、苦，性温，归心、胃经。

功能与主治：开窍宁神，化湿和胃。用于痰湿蒙蔽清窍之神志昏迷；痰热蒙蔽之高热，神昏谵语；痰热癫痫抽搐；湿浊蒙蔽之头晕、嗜睡、健忘；湿阻中焦，脘腹胀闷，痞塞疼痛，以及噤口痢。

3.蟾酥

性味与归经：味辛，性温，有毒，归心经。

功能与主治：开窍醒神，解毒，止痛。用于痧胀腹痛，吐泻，神昏，恶疮，瘰疬，咽喉肿痛，癌肿疼痛，各种牙痛，呼吸、循环衰竭及手术麻醉。

4.麝香

性味与归经：味辛，性温，归心、脾经。

功能与主治：开窍醒神，活血通经，止痛，催产。用于温病热陷心包，小儿惊风、中风痰厥等热闭神昏及中风卒昏、中恶昏迷、胸腹满痛等寒闭神昏；亦用于疮疡肿毒，咽喉肿痛，血瘀经闭，癥瘕，心腹暴痛，跌打损伤，风寒湿痹，难产，死胎，胞衣不下。

四、活血化瘀药

1.赤芍

性味与归经：味苦，性微寒，归肝经。

功能与主治：清热凉血，散瘀止痛。用于温病热入营血，斑疹吐衄，目赤翳障，经闭痛经，癥瘕腹痛，跌扑损伤，痈肿疮疡。

2.牛膝

性味与归经：味苦、甘、酸，性平，归肝、肾经。

功能与主治：活血通经，补肝肾，强筋骨，利水通淋，引水(血)下行。用于腰膝酸痛乏力，经闭痛经，淋证，水肿，小便不利，头痛眩晕，吐血衄血。

3. 丹参

性味与归经：味苦，性微寒，归心、肝经。

功能与主治：活血调经，凉血消痈，安神。用于妇女月经不调，痛经、经闭，心胸脘腹疼痛，癥瘕积聚，风湿痹痛、心烦失眠等。

4. 延胡索

性味与归经：味辛、苦，性温，归肝、脾、心经。亦名元胡。

功能与主治：活血，行气，止痛。主治胸胁、脘腹疼痛，跌扑肿痛，及妇女经闭痛经，产后瘀滞腹痛。

5. 三七

性味与归经：味甘、微苦，性温，归肝、胃经。

功能与主治：化瘀止血，活血定痛。主治咯血、衄血、便血、吐血、崩漏、外伤出血等内外出血证，尤以有瘀者为宜，亦用于胸腹刺痛、跌扑肿痛。

6. 川芎

性味与归经：味辛，性温，归肝、胆、心包经。

功能与主治：活血行气，祛风止痛。主治中风，头痛，月经不调，经闭痛经，癥瘕腹痛，胸胁刺痛，跌扑肿痛，风湿痹痛。

7. 红花

性味与归经：味辛，性温，归心、肝经。

功能及主治：活血通经，祛瘀止痛。用于经闭，痛经，产后恶露不行，癥瘕痞块，心腹瘀痛及跌打损伤，血脉闭塞，紫肿疼痛等。

8. 虚虫

性味与归经：味咸，性寒，有小毒，归肝经。又名土鳖虫。

功能与主治：破血逐瘀，续筋接骨。主治癥瘕积聚，血瘀经闭，产后腹痛，跌打损伤，筋伤骨折，木舌，重舌等。

9. 水蛭

性味与归经：味咸、苦，性平，有小毒，归肝经。

功能与主治：破血、逐瘀、通经、消癥。主治癥瘕积聚，血瘀经闭，跌打损伤，心腹疼痛，目赤痛，云翳等。

五、清热药

1.黄连

性味与归经：性寒，味苦，归心、肝、胃、大肠经。

功能与主治：清热燥湿，泻火解毒。用于胃肠湿热，泻痢呕吐，热盛火炽，高热烦躁，心火亢盛，心烦不眠，血热吐衄，痈肿疔疮，外用治湿疮、耳道疖肿、流脓及眼目红肿。

2.石膏

性味与归经：味辛、甘，性大寒，归肺、胃经。

功能与主治：生用清热泻火，除烦止渴，用于温热病邪在气分，壮热烦渴，邪热郁肺，肺热喘咳，胃火亢盛，头痛，牙痛；煅用收敛生肌，用于疮疡溃烂，久不收口，以及湿疹浸淫，水火烫伤等。

3.牡丹皮

性味与归经：味苦、辛，性微寒，归心、肝、肾经。

功能与主治：清热凉血，活血散瘀。用于温病热入营血之斑疹吐衄，温邪伤阴之阴虚发热、夜热早凉、无汗骨蒸，及血滞经闭、痛经癥瘕、跌打损伤、痈疡肿毒、肠痈腹痛。

4.苦参

性味与归经：味苦，性寒，归心、肝、胃、大肠、膀胱经。

功能与主治：清热燥湿，杀虫，利尿。用于湿热泻痢，便血，黄疸尿赤，赤白带下，阴肿阴痒，湿疹，湿疮，皮肤瘙痒，疥癣麻风。

5.败酱草

性味与归经：味辛、苦，性微寒，归胃、大肠、肝经。

功能与主治：清热解毒，消痈排脓，祛瘀止痛。用于肠痈腹痛，肺痈吐脓，痈肿疮毒，赤白带下，产后瘀阻腹痛。

6.鱼腥草

性味与归经：味辛，性微寒，归肺经。

功能与主治：清热解毒，消痈排脓，利尿通淋。用于肺痈吐脓，肺热咳嗽，热毒疮疡，湿热淋证，湿热泻痢。

7. 栀子

性味与归经：味苦，性寒，归心、肝、肺、胃、三焦经。

功能与主治：泻火除烦，清热利湿，凉血解毒，消肿止痛。用于热病心烦、头痛，湿热黄疸，血热吐衄，目赤肿痛，疮疡肿毒，跌打损伤。

8. 夏枯草

性味与归经：味辛、苦，性寒，归肝、胆经。

功能与主治：清肝火，散郁结。用于目赤肿痛，目珠胀痛，头痛眩晕，瘰疬瘿瘤，以及高血压病属肝热、阳亢之证者。

9. 黄芩

性味与归经：味苦，性寒，归肺、胃、胆、大肠经。

功能与主治：清热燥湿，泻火解毒，凉血止血，除热安胎。用于湿温暑湿，湿热痞闷，黄疸，泻痢，肺热咳嗽、热病烦渴，痈疮肿毒，咽喉肿痛，血热吐衄，胎热不安。

六、安神药

1. 远志

性味与归经：味苦、辛，性微温，归心、肾、肺经。

功能与主治：宁心安神，祛痰开窍，消散痈肿。用于心肾不交之心神不宁，惊悸不安，失眠健忘，痰阻心窍之癫痫抽搐及痰迷癫狂，咳嗽痰多，痈疽疮毒，乳房肿痛。

2. 酸枣仁

性味与归经：味甘、酸，性平，归心、肝、胆经。

功能与主治：养心益肝，安神，敛汗。用于心悸、失眠、健忘、体虚多汗。

3. 合欢皮

性味与归经：味甘、性平，归心、肝经。

功能与主治：安神解郁，活血消肿。用于愤怒忧郁，烦躁不宁，失眠多梦，跌打骨折，血瘀肿痛及痈肿疮毒。

4.琥珀

性味与归经：味甘，性平，归心、肝、膀胱经。

功能与主治：镇静安神，活血散瘀，利尿通淋。用于心神不宁，惊悸失眠，健忘多梦，小儿惊风，高热，神昏抽搐，血瘀肿痛，经闭痛经，心腹刺痛，癥瘕积聚及血淋、癃闭等症。

七、神虚药

1.甘草

性味与归经：味甘，性平，归心、肺、脾、胃经。

功能与主治：益气补中，清热解毒，祛痰止咳，缓急止痛，调和药性。用于心气不足之心动悸、脉结代，脾气虚弱之倦怠乏力、食少便溏、咳嗽痰多、脘腹及四肢挛急作痛、热毒疮疡、咽喉肿痛，药物、食物中毒，缓解药物毒性、烈性。

2.人参

性味与归经：味甘、微苦，性微温，归心、肺、脾经。

功能与主治：大补元气，补脾益肺，生津，安神。用于气虚欲脱，四肢逆冷，脉微欲绝；肺虚短气喘促，懒言声微，脉虚自汗；脾虚倦怠乏力，食少便溏；热病气津两伤，身热口渴及消渴；气血亏虚的心悸、失眠、健忘；阳痿证。

3.党参

性味与归经：味甘，性平，归脾、肺经。

功能与主治：益气，养津，养血。用于中气不足的体虚倦怠，食少便溏；肺气亏虚的咳嗽气促，语声低弱；气津两伤的气短口渴，以及气血双亏的面色萎黄、头晕心悸。

4.白芍

性味与归经：味苦、酸，甘，性微寒，归肝、脾经。

功能与主治：养血调经，护肝止痛，敛阴止汗。用于月经不调，崩漏，头晕，头痛，脘腹四肢拘挛作痛及盗汗、自汗等证。

八、理气药

1.川楝子

性味与归经：味苦，性寒，有小毒，归肝、胃、小肠、膀胱经。

功能与主治：疏肝泄热，行气止痛，杀虫疗癣。用于胸胁、脘腹胀痛，疝痛，虫积腹痛及头癣。

2. 枳实

性味与归经：味苦、辛，性微寒，归脾、胃、大肠经。

功能与主治：破气除痞，化痰消积。用于食积症，胃肠热结气滞症，痞滞脓肿，泻痢后重，大便不通；痰滞胸脘痞满，胸痹结胸；胃扩张，胃下垂，子宫脱垂，脱肛等脏器下垂病症。

3. 香附

性味与归经：味辛、微苦、微甘，性平，归肝、脾、三焦经。

功能与主治：疏肝理气，调经止痛。用于肝郁气滞之胸、胁、脘腹胀痛，消化不良；肝气犯胃之胸脘痞闷；寒疝腹痛，肝郁月经不调，经闭痛经，乳房胀痛。

九、化痰止咳药

1. 半夏

性味与归经：味辛，性温，有毒，归脾、胃、肺经。

功能与主治：燥湿化痰，降逆止呕，消痞散结，外用消肿止痛。主治痰多咳喘，痰饮眩悸、眩晕，痰厥头痛，呕吐反胃，胸脘痞闷，梅核气；生用外治痈肿痰核。

2. 银杏叶

性味与归经：味苦、涩，性平，归肺经。

功能与主治：敛肺平喘，活血止痛。用于肺虚咳喘，胸闷心痛，眩晕头痛，耳鸣等。

3. 天南星

性味与归经：性温、味苦、辛，性温，有毒，归肺、肝、脾经。

功能与主治：燥湿化痰，祛风解痉；外用消肿止痛。用于顽痰阻肺，咳喘胸闷，风痰眩晕，中风痰壅，口舌歪斜，半身不遂，癫痫，惊风，破伤风，抽动综合征；生品外治痈疽肿痛，毒蛇咬伤等。

4. 紫苏子

性味与归经：性温，味辛，归肺、大肠经。

功能与主治：理气化痰，止咳平喘，润肠通便。用于痰壅气逆，咳嗽气喘，肠燥便秘。

治疗神经内科疾病的常用方剂

(1)半夏白术天麻汤　半夏、橘红、茯苓、白术、天麻、大枣、生姜、甘草。

(2)生脉散　麦冬、五味子、人参。

(3)归脾汤　人参、白术、白茯苓、炙甘草、当归、黄芪、远志、酸枣仁、木香、龙眼肉、生姜、大枣。

(4)补中益气汤　人参、白术、黄芪、炙甘草、升麻、柴胡、当归、陈皮。

(5)通窍活血汤　赤芍、川芎、桃仁、红花、老葱、鲜姜、红枣、麝香、黄酒。

(6)补阳还五汤　生黄芪、当归尾、赤芍、地龙、川芎、红花、桃仁。

(7)天麻钩藤饮　天麻、钩藤、生决明、山栀、黄芩、川牛膝、杜仲、益母草、桑寄生、夜交藤、朱茯神。

(8)镇肝息风汤　生杭芍、天冬、玄参、生牡蛎、生赭石、茵陈、生麦芽、生龟甲、怀牛膝、生龙骨、川楝子。

(9)血府逐瘀汤　当归、生地、桃仁、红花、枳壳、赤芍、柴胡、甘草、桔梗、川芎、牛膝。

(10)天王补心丹　柏子仁、酸枣仁、天冬、麦冬、生地、当归、人参、丹参、园参、桔梗、朱砂、远志、茯苓。

(11)朱砂安神丸　黄连、白茯神、麦门冬、生地、酸枣仁。

(12)丹参饮　丹参、檀香、砂仁。

(13)参苓白术散　人参、茯苓、白术 山药、白扁豆、莲子、薏苡仁、砂仁、桔梗、甘草。

(14)苓桂术甘汤　茯苓、桂枝、白术、甘草。

(15)真武汤　茯苓、芍药、生姜、白术、附子。

(16)羚角钩藤汤　羚角片、桑叶、川贝母、鲜生地、钩藤、菊花、茯神、白芍、甘草、淡竹茹。

(17)柴胡疏肝散　陈皮、柴胡、川芎、枳壳、芍药、甘草、香附。

(18)半夏泻心汤　半夏、黄芩、干姜、人参、炙甘草、黄连、大枣。

(19)酸枣仁汤　知母、茯苓、川芎、甘草、酸枣仁。

(20)牵正散　白附子、僵蚕、全蝎。

B. 神经内科常用技术操作规范

腰椎穿刺

一、腰椎穿刺

腰椎穿刺简称腰穿，又叫腰椎穿刺术，即操作者从患者背后腰部脊椎处用穿刺针取适量脑脊液或注射药物，以了解颅内压、脑脊液情况等，是协助临床医生诊断和治疗疾病的一个重要操作，简便易行，也较为安全。很多人担心可能“损伤脊髓”，其实脊髓在脊柱椎管内有很长的一段，成年人在第1腰椎以下已没有脊髓，而是一个较宽大的脑脊液池，里面浮动着许多像马尾巴一样的神经束，叫作马尾神经，腰穿检查常取腰部第3～4或第4～5椎间隙进行，这样就不会损伤脊髓神经。

当外面的细菌或病毒入侵到了神经系统，这时，临床医生们需要做一个腰穿检查，抽取一些脑脊液去检验，根据脑脊液的成分变化协助诊断疾病。有些患者会由于颅内压力增高而引起剧烈头痛症状，医生也会根据测量的颅内压的数值，在需要时抽出一些脑脊液以减轻颅内压力。因为脑脊液在不断地循环流动，如果脑和脊髓出了问题，有时也可以直接将药物注射进脑脊液中，借脑脊液“走来走去”而将药物直接送到病变部位，以达到治疗的目的。总而言之，脑脊液不可没有，也不能过多，也不能颜色浑浊变质，否则就是身体出现了“红色预警”。

二、需要做腰穿检查的患者

腰穿用于协助疾病诊断的适应证如下：

(1)需要留取一定量的脑脊液做各种检查，以明确是否为中枢神经系统疾病，包括由各种原因引起的脑膜炎和脑炎、蛛网膜下腔出血、脑膜癌等的诊断。

(2)测量颅内压力和了解蛛网膜下腔是否阻塞等。

(3)脊髓病变和多发性神经根病变的诊断及鉴别诊断。

(4)肿瘤性疾病的诊断与治疗：用于诊断脑膜白血病，并通过腰椎穿刺鞘内注射化疗药物以治疗脑膜白血病。

(5)注入放射性核素行脑、脊髓扫描和鞘内药物治疗等。

(6)怀疑颅内压异常，注入液体或放出脑脊液以维持、调整颅内压平衡。

三、不可做腰穿检查的情况

(1) 如果患者有颅内压明显升高倾向，比如常见的颅内高压“三主症”：剧烈头痛、呕吐、视盘水肿时，或已有脑疝迹象，特别是怀疑后颅窝存在占位性病变。

(2) 穿刺部位有感染灶，比如皮肤炎症等。

(3) 有明显的出血倾向或处于病情危重不能够随意搬动的状态。

(4) 脊髓压迫症的脊髓功能处于即将丧失的临界状态。

四、腰穿的操作规范

腰穿的操作流程如下。

(1) 在做腰穿时医生会让患者侧卧于硬板床上，首先要摆好体位，一般患者需要背部与床面垂直，屈膝至胸前，两手抱膝紧贴腹部，使躯干呈弓形，弯成虾米状；或由医生助手在操作者对面协助患者，用一手抱住患者头部，另一手挽住双下肢腘窝处并用力抱紧，从而充分暴露脊柱，增大棘突之间的间隙，方便操作者进针。

(2) 一般的临床医生会从腰3～腰4或腰4～腰5的椎间隙穿刺，需要在患者后背进行定位。

(3) 接下来是对局部皮肤进行常规消毒，医生会戴橡胶手套，采用无菌技术，局部浸润麻醉，用穿刺针沿棘突方向缓慢刺入。成人进针深度为4～6cm，儿童则为2～4cm。进针之后，操作者会让患者把下肢稍伸直，因为此时要测椎管内的压力，屈膝至胸前的体位会增加腹内压，从而影响椎管内压力，导致测得的压力偏大。

(4) 最后穿刺点稍加压止血，敷以消毒纱布并用胶布固定。

五、腰椎穿刺前需要注意的事项

(1) 做腰穿前，一般医生会提前通知，可在前一天洗个澡，特别注意腰背部皮肤清洗干净，方便医生彻底消毒。

(2) 穿刺前，需要患者尽量配合保持侧卧位，头颈部和两膝尽量屈向胸部，腰背部向后弓，这种屈曲位使腰部屈曲，棘突间的椎间隙变宽，便于操作和减轻损伤。

(3) 在腰穿过程中，患者尽量不要咳嗽，不能乱动，因穿刺针已经在椎管中，患者动作太大容易误伤组织。患者手不能碰无菌巾(操作者铺在患者背部的单子)，否则容易导致感染。

(4) 操作过程中有任何不适，如头痛、恶心、胸闷气促等，要立即告知操作医生，必要时停止操作。

(5) 腰穿过后，一般医生会交代，常规会使患者平卧4～6小时，不要放枕头，不要抬头，保持绝对卧床，大小便也在床上，可以使用便盆或尿壶协助，若未绝对卧床，多数患者会出现低颅压性头痛。对于颅内压偏高的人，腰穿后要密切观察患者病情变化，一旦出现呼吸困难、剧烈头痛、意识障碍等情况，要立即告知医生。

(6)腰椎穿刺在医学上被称为“有创性操作”，也是侵入人体的一种穿刺操作，可能会给身体带来头痛、腰酸、腰部疼痛等症状，一般大多都会自行缓解，不必过度担心。

六、腰穿常见并发症处理

腰穿作为某些疾病常规检查方法之一，意义重大且不可替代，但作为一项侵入性的有创操作，必然存在一些并发症风险。

(1)低颅压性头痛　腰椎穿刺后低颅压性头痛是最常见的并发症症状，可发生于10%～40%的患者。颅和脊椎是相通的，类似倒过来的啤酒瓶，上粗下细，脑脊液就在里面流动。腰穿后脑脊液少了，颅内压力变低，导致头痛。通常在腰穿后24小时出现，持续5～8天，严重的体位性头痛是低颅压的主要症状，表现为起床后头痛加重，平卧后缓解或减轻。虽然这类头痛没有严重危险，但其程度可能很严重，且常见镇痛方法(如阿片类镇痛药)缺少疗效。

(2)腰背部疼痛　可能与腰椎穿刺部位神经根后方受刺激有关，其发生原因与脑脊液从硬脊膜穿刺点漏出和在硬膜外聚集有关，多数可以自行缓解，不必紧张。这个需要医生在穿刺前做好评估，选择适当腰穿针型号，可以减少腰背痛的发生率。

(3)干穿(未穿出脑脊液)　通常由于患者腰穿时姿势不正确(没有完全屈曲，腰棘突间隙没有完全打开)和穿刺针方向不适合而导致穿刺针碰到骨质结构，受到正上/下方椎骨棘突或偏侧上、下方关节突的阻挡，也可能会损伤椎间孔内的脊神经。

(4)脑疝　最危险并发症，易发生在颅内压增高者。发生原因多数与腰穿瞬间降低了脊蛛网膜下腔压力有关。因此在操作前进行评估，严格掌握腰穿适应证，可预防脑疝的发生，即颅内压明显升高者禁止腰穿，在腰穿的过程中脑脊液放出量也应限定在最小量。

(5)感染　较少见。可能由于腰穿皮肤消毒不彻底或无菌操作不当，或局部皮肤有炎症、感染灶等引起。因此，强调操作过程的绝对无菌至关重要。同时腰穿过后，患者3天内尽量不要洗澡，防止腰背部腰椎穿刺处伤口碰到水感染。

(6)蛛网膜下腔出血及硬膜下血肿　损伤蛛网膜或硬膜的静脉所致，通常出血量较少，可自行愈合。

脑电图检查

脑电图检查是神经科的一项专科检查，对于很多疾病的诊断必不可少。可有些患者不了解脑电图检查原理，觉得它很“吓人”——脑电图检查时，脑袋上面全部接上了长短不一、颜色各异的“电线”（导联线），所以就以为脑电图是用电去检查脑袋，因而担心会损害脑组织。这其实是一种误解。今天我们来讲讲医生们是如何通过脑电图来读懂晦涩的大脑语言的。

一、详解脑电图解

脑电图是脑生物电活动的检查技术，通过测定自发的有节律的生物电活动以了解脑功能状态。通俗点来讲，人体内一切活着的细胞，都在不停地产生微小电流，称为“生物电”。大脑也就相当于一座“微型发电厂”，脑细胞的活动也会产生自发性、节律性的电流。经测定，大脑产生的电流极其微弱，电压很低，只有几十到几百微伏，1微伏为1/1 000 000伏。一般家用的交流电电压是220伏。人的大脑产生的脑电压仅是市电电压的1/200 000 000伏，所以是一座“微型发电厂”，但将这种生物电放大成千上万倍后，便可用图线描记出来。如果输出的结果是脑的电流图，就称为脑电图。同样的，还有心电图、肌电图、胃电图等。因脑被厚厚的头骨包裹，需要借助特制的电子仪器，将微小的脑生物电讯号放大几百万倍，描记在记录纸上呈现出曲线图，尽管图线是弯弯曲曲的，但都有其规律性和科学性，因此，专业技师能看懂它的意思，并据此作出正常或异常的判断。所以说脑电图检查是一项无痛、无创伤性的检查技术，可以说对身体没有任何的损害。

二、需要做脑电图检查的情况

有一些患者因为对脑电图检查不了解，经常会问：我已经做过CT、核磁共振了，为什么还要做脑电图？其实脑电图检查主要是为了评估脑功能，以及发现一些CT/MRI看不到的异常状况。正常的波形代表正常的脑电图，如果患有疾病，就可能出现各种类型的异常波形。对于以下几种情况，是需要做脑电图的。

（1）癫痫：癫痫的发作与大脑神经细胞异常活动放电有关，在脑电图的表现上具有相当的特异性，阳性率可以达到70%～90%，因此对癫痫诊断价值最大，可以帮助确定诊断和分型，判断预后和分析疗效。

（2）各种脑部疾病的诊断及定位：常用于脑肿瘤、脑外伤、颅内血肿、脑炎、脑寄生虫病、脑脓肿、脑血管病及其他脑病和昏迷的患者。

（3）判断脑部是否有器质性病变：特别对判断是精神病还是脑炎其他疾病造成

的精神症状很有价值，还能区别癔症、诈病或者是真正有脑部疾病。

(4)用于生物反馈治疗。

三、脑电图的分类

目前很多患者对脑电图究竟做多长时间，讨论说法不一，有人说30分钟、2小时、24小时，那么，各种脑电图检查有什么不同呢？各有什么优缺点呢？

目前各大医院的脑电图检查主要有3种。

(1)常规脑电图　一般做30分钟左右，优点是时间短，患者容易配合，缺点是癫痫样放电随机性很大，如果半小时内没有异常放电，就难以捕捉和记录，所以目前使用率在逐渐下降。

(2)动态脑电图　也叫作便携式脑电图，该脑电图没有录像设备，在监测过程中，常常需要患者或家属将24小时内日常活动记录下来，便于技师读图分析时参考，比如，何时走动、何时剧烈运动、何时饮食、何时睡觉等，尤其是检查过程中如果疾病发作时，一定要将时间和表现记录下来。所以这类脑电图监测主要适用于发作频率相对稀少、短程脑电图记录难以捕捉到的发作者；或癫痫发作已经控制，准备减停抗癫痫药物前或完全减停药物后复查脑电图(监测时间长且不需要剥夺睡眠)。缺点是，虽然反映了长时间的脑电图变化，但电极容易在长时间活动中脱落，影响监测结果，或发作时因为看不到同步发作时的录像，造成一些记录伪差，诊断起来就有一定的难度。

(3)视频脑电图　又称录像脑电图监测，是在脑电图设备基础上增加了同步视频设备，拍摄记录患者的临床病情变化。监测时间可根据设备条件和病情需要灵活掌握，从数小时至数天不等。视频脑电图是普通脑电图技术的延伸，弥补了普通脑电图的不足，目前已经被广泛应用于临床。

至于每位患者需要做什么类型的脑电图，最好由医生来决定。

四、脑电图检查的注意事项

(1)患者在检查前一天要洗净头发，不能抹发油、发蜡或摩丝等护发定型用品。检查当天要早些起床，吃好饭，除去对脑电图有严重影响的药以外，一般不需要停药。

(2)做脑电图检查过程中，关闭手机、收音机、对讲机等无线通信设备，以免干扰脑电图的记录，影响监测质量。需要强调的是，做脑电图的时候不要玩手机。因为脑电活动是一种非常微弱的生物电信号，因而需要经过多级放大才能在头皮上监测到，在这一过程中，各种来源的非脑电信号也可能进入放大器，混入脑电信号中，干扰脑电图结果，尤其是电话未接通的时候，干扰最大，其他电子设备也尽量避免靠近。

(3) 视频脑电图监测可记录患者发作过程中的视频、音频资料，以便对患者发作过程的症状学进行准确分析，这些对于癫痫的定位诊断极其重要。所以患者尽量在视频监测范围内活动(包括大小便等)；家属则避免在视频监测范围内做频繁的、不必要的活动，也不要与患者卧同一张床位，以免在患者发作时影响症状分析；勿在监测病房高声喧哗。患者及家属应协助保持安静、有序的监测环境。

(4) 电极线和放大器是脑电图监测的关键设备，保护不当将导致监测信号中断、脑电图资料丢失，甚至设备的损坏，监测中患者必须慎重保护上述设备，避免扯拽、压折电极线，避免用手松动头皮电极，勿搬动放大器；床旁护栏可起到保护患者的作用，故无特殊需要，勿自行降低床旁护栏，以免增加不必要的监测风险。

(5) 监测病房布置有地线设备以避免静电蓄积，干扰监测质量。使用监测床头的电源会干扰地线正常工作，故未经允许，不得使用床头电源。

(6) 监测光线对于摄像头采集信号非常重要，为了获得高质量的图像资料，监测病房内的光线都进行过调节。监测期间，家属勿自行拉动窗帘，勿自行更换床单被罩；夜间睡眠时床头显示器(不会影响监测)会关闭，勿开启床头灯，以免影响红外线摄像头正常工作。

(7) 如患者口服抗癫痫药物，务必听从医护人员指令，切勿自行减药、停药，否则将改变脑电图放电及癫痫发作方式，影响对脑电图结果的判定，导致定位不准确，从而影响治疗效果；若检查过程中遇到癫痫发作，请记录下发作时间，家属要及时通知医生。

(8) 监测期间避免食用坚果类、胶冻类食物，因为如在进食过程中出现癫痫发作，上述食物易被吸入并阻塞呼吸道，导致窒息，危及生命。避免应用锐器(如刀、叉等)，以免癫痫发作时的意外伤害。

(9) 监测期间必须着病衣，内衣要求为棉质衣服。以免静电干扰监测结果。

(10) 脑电图报告是根据患者检查时的视频图像和放电的波形进行分析，工作人员需要一分一秒、仔仔细细地观看，反复浏览、研究，结合所有的临床表现和波形变化，才能给予正确、准确的报告。正常情况下，做这样一份复杂的报告至少需要半天时间，病情简单的也至少需要3小时才能做出来。所以应告知家属切莫催促医生，仓促赶出的报告其可靠性必然会有所降低，而报告的准确性会直接影响到患者的诊断结果。

肌电图

斯蒂芬·威廉·霍金，相信大家都不陌生，剑桥大学著名物理学家，在1963年，21岁的霍金患上肌肉萎缩性侧索硬化症(俗称渐冻症)，被诊为运动神经元病，全身瘫痪，仅有几个手指可以活动。

对于神经系统疾病，最重要的一项检查就是肌电图检查，肌电图检查就像一个“定位仪”，可以帮助临床医生判断究竟是神经元、神经根、外周神经还是神经肌肉接头、肌肉出现了问题。

一、详解肌电图

说起心电图、脑电图检查可能很多人比较熟悉，肌电图也是类似的，既然是“电图”，那肯定是记录细胞或组织电活动的检查，就像心电图记录心脏的电活动、脑电图记录大脑的电活动；肌电图，顾名思义就是记录神经肌肉电活动的一项检查，很多做过检查的患者有一个共同的体验——“肉跳”的感觉。

肌电图详细来讲就是应用电子学仪器特殊的电极(包括贴在皮肤表面的电极和扎入肌肉的针电极)，记录肌肉静止或收缩时的电信号，及应用电刺激检查神经、肌肉兴奋及传导功能的方法。通常专业的肌电图医生可以根据电极和针电极的传导输出图的电信号，判断周围神经系统(包括神经元、神经根、外周神经)、神经肌肉连接处和肌肉有无病变及病变的具体部位。它是神经系统重要的辅助检查之一。

由此可见，肌电图检查通常包括“肌肉”肌电图和“神经”肌电图(也称神经传导检查)两个部分。对于大多数患者而言，肌肉和神经的检查需要联合使用，二者相辅相成，缺一不可。此外，肌电图还有一些特殊的检查项目，如用于检查神经肌肉接头处功能的重复神经电刺激检查、用于评价肌膜兴奋性变化的运动试验等，临床医生会根据需要进行选择。

二、肌电图适应证

并不是所有人都需要做这项听起来使人略感心惊的电刺激检查，但当患者有以下这些症状时，医生可能就要开申请单了。

(1)各种神经系统疾病,表现为手足麻木、无力、疼痛、感觉异常(包括感觉减退、针刺感、束缚感和蚂蚁爬的感觉等)。

(2)各种外伤导致的神经损伤,如:颈腰椎病、臂丛神经损伤、腰骶丛、马尾神经损伤;医生需要判断神经损伤程度,以及是否需要手术治疗时。

(3)面神经瘫痪的诊断及判断面瘫恢复的快慢,是否会留下后遗症,及时指导治疗。

(4)神经肌肉接头疾病,如重症肌无力、肌无力综合征。

(5)各种肢体肌肉疼痛、僵硬等症状的诊断。

(6)脊髓病变如运动神经元病、进行性脊肌萎缩症、脊髓空洞以及各种外伤、炎症、肿块压迫等病变。

(7)肌电图对大脑疾病的诊断亦有辅助意义。

三、肌电图的禁忌证

当出现以下这些情况的患者是不建议做肌电图检查的。

(1)有出血倾向者,如血友病或血小板明显低下或出凝血时间异常等,不能做针电极检查,医生会谨慎评估肌电图的必要性和风险。

(2)传染病患者。

(3)体内有植入心律转复设备或除颤器或留置心导管时,应向心脏专科医生咨询。

(4)安装外部起搏器导线的患者不应进行神经传导检查。

(5)有严重高血压、心脏病、脑血管病、血液病、糖尿病、精神障碍的患者须病情得到控制后再做检查。

四、肌电图检查过程

肌电图的检查时间因人而异,因病而异,短的可能只需要10分钟,而长的需要1个多小时。多数的医生一般会先进行无创的神经传导检查,再进行有创的肌肉检查。

(1)神经传导检查 检查神经时,需要给予一个电刺激来“激活”神经,使其产生一个电反应,从而可以被表面电极监测记录。患者有轻微“触电”样的奇怪感觉,在前几次电刺激时会有轻度不适感,检查者会从低电量开始逐步调高刺激电量,直到刺激强度达到检查需要,一般患者中间有一个适应过程,习惯了就不会有强烈的刺激感觉。在神经传导检查结束后就要进行肌肉检查。

(2)针电极肌电图检查 “肌肉”肌电图检查需要将一种特殊的极细的电极针轻轻

插入待检的肌肉中并记录肌肉的电活动。在此过程中患者会略感酸痛，类似蚂蚁钳夹和静脉输液打针，每一块肌肉的检查时间很短，一般患者都可以耐受，并不像传说中的可怕。针插入后，检查人员会先让患者完全放松肌肉从而观察有没有异常的自发活动，然后让患者轻轻地收缩被检肌来看肌肉自主收缩时产生的电信号有无异常。肌电图检查通常不会对神经和肌肉造成损害，只是针电极检查后部分患者会有肌肉轻微酸痛、扎针处可有少量瘀血和肌酶轻度一过性短暂升高，一般几天后就会恢复正常。罕见的肌电图检查并发症包括感染、出血、气胸和电损伤。

五、做肌电图前后的注意事项

大多数医院的肌电图检查是需要预约的，因此应告知患者持申请单先预约检查时间，并了解预约单上的注意事项，询问是否需要停用某些药物(如催眠药、镇痛药、兴奋药等)，若服用新斯的明药物，需停药24小时。

(1)检查前一天　嘱患者保持皮肤清洁。建议在检查前一天晚上洗头、洗澡，不要涂抹含油脂的护肤品。如有其他辅助资料如影像学、血液检查报告等也要同时准备好第二天携带，这样有助于肌电图医生优化检查流程，减少患者痛苦。

(2)检查当天　建议患者穿着保暖和宽松的衣裤，方便在检查时暴露上、下肢。肌电图检查不宜空腹，预约在上午10点以后及下午4点以后的患者，检查前可以再吃一些东西，以免检查过程中出现心悸、冷汗等低血糖反应。有的患者在检查过程会出现头晕、心慌气短、腹部不适、面色苍白等晕针现象，严重者会出现晕厥，一般在检查结束后会好转，不要担心。

(3)检查过程中　积极配合检查医生和技师的指令进行放松、收缩肌肉，便于医生准确观察。检查中会有电刺激，检查部位产生麻木、酸胀感，一般都可以耐受，此时要告诉患者放松，避免紧张。出现任何顾虑或不适都要及时与检查人员沟通，不要随意乱动，防止断针问题，同时患者有权终止检查。

(4)检查结束后　静坐休息半小时，检查部位24小时内不要碰水，防止感染。同时注意休息，避免劳累。该检查为有创性，可能会造成针刺部位出血、肌肉损伤、局部炎性反应等，可视情况就诊。或检查肢体麻木、酸胀、疼痛等不适，一般可自行缓解，也可自行局部热敷缓解。

多导睡眠监测

人的一生有1/3时间在睡觉，很多人在睡觉的时候都会打鼾，俗称“打呼噜”，有人认为打呼噜是件司空见惯的事，或者认为呼噜打得越响就代表“睡得越香”。其实不然，很多打鼾的人在睡醒后却觉得身体疲乏，仍想睡觉。其实打鼾也是一种亚健康状态，打鼾容易引起睡眠呼吸暂停，是低通气综合征的表现，常可导致低氧血症，从而引起大脑缺氧，诱发高血压、心脑血管病、心律失常、心肌梗死、心绞痛，尤其是夜间呼吸暂停时间过长容易发生窒息甚至猝死，这样的打鼾是一种疾病，医学上称之为“睡眠呼吸暂停综合征”。这种病会对患者的身体和生活质量造成严重的影响，甚至危及生命。针对这种情况，可以采取有效的检测，如多导睡眠监测。医生可以根据睡眠呼吸监测的波形图谱，判断打鼾患者的疾病性质和严重程度，并针对性地采取有效治疗方案。

一、认识多导睡眠监测

多导睡眠监测是在睡眠监测室中应用多导睡眠仪持续同步采集、记录睡眠中的生物电变化和生理活动，包括脑电图、眼动电图、肌电图、心电图、口鼻气流、鼾声、呼吸运动、脉氧饱和度、体位等各项参数，还可以添加视音频监测、食管压力、食管pH值、经皮或呼气末二氧化碳分压、勃起功能等参数，这些参数以曲线、数字、图像以及视音频等形式显示并形成可分析判读的信息数据，即多导睡眠图。医生根据图进行分析，判断睡眠分期、睡眠连续性、睡眠效率，对睡眠质量有一个客观的评价和认识。同时也可以分析睡眠期出现的异常呼吸、行为异常及肢体周期性活动等。对于一些特殊病种可以在整夜监测的基础上进行日间多次睡眠潜伏期试验、下肢制动试验等检查辅助诊断。

多导睡眠监测是目前国际上进行睡眠医学研究和睡眠疾病诊断的一项重要技术，在世界睡眠研究界又被称为诊断睡眠障碍疾病的“金标准”。

这些信号分别是通过贴在头部、面部、胸腹部、指端和足部上的小传感器获得的，整个过程中人不会感到特殊的不适(类似于做心电图检查)。这种检查无痛苦、无创伤、无风险，没有任何伤害，只需睡一晚，所以不必过度担心。

二、多导睡眠监测的用途

(1)可以全程记录和分析睡眠，诊断失眠症　多导睡眠监测是至今唯一可以客观、科学、量化记录和分析睡眠的仪器，可以了解入睡潜伏期、觉醒次数和时间、两种睡眠时相和各期睡眠比例、醒起时间和睡眠总时间等，国际上均有统一量化标准。因此可以正确评估失眠真相，并发现某些失眠的病因，如脑部病变、抑郁症、睡眠呼吸障碍、肢体异常活动等。

(2)发现睡眠呼吸障碍　包括阻塞性和中枢性睡眠呼吸暂停综合征、良性鼾症、睡眠窒息感、睡眠呼吸急促等。临床上以习惯性响鼾伴频繁呼吸中断的阻塞性睡眠呼吸暂停综合征最为多见，可引起包括心脑血管病变在内的一系列疾病。

(3)确诊某些神经系统病变　包括发作性睡病、周期性肢动征、不宁腿综合征以及各种睡眠期行为障碍疾病，如夜游症、夜惊症、夜间惊恐发作、伴随梦境的粗暴动作等。

(4)确诊隐匿性抑郁症　当前抑郁症十分普遍，并常以各种躯体征状为主诉。本病在多导睡眠监测上有特殊表现，有助确诊，并可确诊器质性抑郁症。

三、多导睡眠监测的适应证

(1)失眠。

(2)睡眠呼吸障碍疾病：睡眠呼吸暂停综合征。

(3)日间过度思睡疾病：发作性睡病、嗜睡贪食综合征(KLS)。

(4)睡眠相关运动异常：REM期睡眠行为异常、睡行症、周期性腿动、不宁腿综合征、睡眠肌阵挛。

(5)精神疾病相关的睡眠障碍：隐匿性抑郁症，脑卒中、老年痴呆及认知功能障碍，睡眠相关癫痫。

(6)夜间心绞痛、慢性心功能不全、糖尿病；高血压及晨起高血压等。

(7)儿童睡眠障碍：夜行症、入睡困难、夜惊、梦魇等。

四、多导睡眠监测的操作过程

多导睡眠监测需要患者在医院睡一晚。进行检查前，首先患者要跟睡眠技师预约检查时间，告知技师自己的睡眠习惯，确认检查前的注意事项。通常多导睡眠监测时间为当天晚上20：00至次晨7：00。首先清洁皮肤，然后连接脑电、眼电、下颌肌电、心电、血氧饱和度、呼吸运动等传感器组件。打开电脑，输入患者信息，进行数据采集。多导睡眠监测可监测脑电、眼电、颏肌电、腿动、心电、呼吸气流、呼吸运动、动脉血氧饱和度等。如果需要做多次睡眠潜伏期测试检查的，可以第二天白天增加4～5次的小睡，每次30分钟。

通过这些监测数据来综合判断被检查者大脑有无异常放电(可用于帮助诊断癫痫)，有无异常睡眠(可用于帮助诊断失眠，具体睡眠哪一期出现问题)，有无呼吸暂停、低通气等(可用于帮助诊断阻塞性睡眠呼吸暂停综合征、原发性鼾症)，有无异常运动(可用于帮助诊断睡眠相关性运动障碍如不宁腿综合征、周期性肢体运动障碍、睡眠相关性腿痉挛、睡眠相关性磨牙等)。

五、多导睡眠监测的注意事项

(1)监测当天中午不要睡午觉,同时晚上18:00后避免剧烈活动和情绪激动以保证夜间睡眠。病房有病员服可更换,如果需要请自带宽松睡衣和睡裤。

(2)因为检查须在晚上进行,监测当天勿饮酒和饮茶、咖啡、可乐等饮料。长期进行某种药物治疗的患者,可提前沟通,咨询药物的服用和影响。

(3)晚上在预约时间前半小时回到病房进行沐浴,一般病房不备拖鞋、牙膏、沐浴露等生活用品,需自行携带。或者在检查前,将头发洗干净,注意不要涂抹发油或喷发胶。男士需剃须。

(4)年龄小于18周岁或年龄大于65周岁的患者需家属陪护。

(5)检查中由于导联线较多,可能会使患者略感轻微不适,部分人可能会影响睡眠,但这项检查是无痛无创的,尽量放松心情,配合检查,勿轻易起床活动或终止睡眠。

(6)如有梦游或其他睡眠异常情况应事先说明。

(7)一般检查完当天早上就会有初步的报告,但因不同患者病情复杂性不同,造成分析报告用时不等,可咨询睡眠技师取报告具体时间。

(8)目前市面上的一些智能设备,如手环、手表、手机都可以进行“较简单、较初级的睡眠监测”,虽然数据可靠性有限(不可以将其作为准确的医学检测依据),但是仍然可以当作睡眠质量的一个参考。如想做有诊断意义的检查,还是应该到正规医院去做一个多导睡眠监测。

C. 康复评定方法

一、关节活动度评定

（一）评定方法

1. 通用量角器检查法

量角器是临床上最常用的测量关节活动度的器械。量角器有两臂，一条为移动臂，上有指针；另一条为固定臂，附有刻度盘，两臂以活动轴固定，轴为量角器中心。评定时首先将待测关节置于检查要求的适宜姿势位，使待测关节按待测方向运动到最大幅度，使量角器轴心对准该待测关节的骨性标志或关节中心，固定臂和移动臂分别与关节两端肢体纵轴平行。一般来说，固定臂多与近端肢体纵轴平行，有时固定臂也与垂直线或水平线相吻合，移动臂与远端（活动）肢体纵轴平行，然后读出关节所处的角度。

通用量角器的检查方法具有操作简便、读数直接的优点。缺点是量角器中心及两臂放置位置不易精确定位，不易固定，因而易产生误差。有时因被测者太胖或骨性标志不很清楚，测量误差会增大。

2. 方盘量角器检查法

方盘量角器是一个中央有圆形分角刻度的正方形刻度盘，刻度盘的刻度相当于把手一端处为0°，向左、右各为180°，刻度盘中心为轴，置一可旋转的重锤指针，后方有把手可握持，指针由于重心在下而始终指向上方，当方盘把手与地面垂直时，指针指于0位。

在实施测量时，应该选取合适的体位，确保被测关节两端肢体处于同一平面上。首先要固定一端肢体在水平或垂直位置，然后将方盘量角器的下边紧贴另一端肢体，使其与肢体长轴平行。随着被测肢体的活动，方盘也会同步移动，因为重力的作用，方盘指针重锤会一直垂直于地面。在这种情况下，指针与量角器一边（即相当肢体长轴）之间的夹角即为该肢体的关节活动度。使用方盘量角器的优点有：

①不需要接触关节的骨性标志以确定轴心。②操作简单、快捷。③正确使用时误差较小。④适用于脊柱等一些难以使用通用量角器的部位。

3. 手部关节活动度的测量

手部关节活动度可由指关节量角器测量，该量角器由两个半圆形金属或塑料片制成，在圆心有轴固定，底片刻有0° ~180° 标记。测量时底片与被测指关节贴紧，轴心与被测关节对准，上片与远端指节贴紧并随其移动，转动上片与底片夹角间的刻度即为关节活动度。拇指的外展程度可通过测量拇指指间关节掌侧横纹尺侧端与手掌掌心横纹桡侧端间的距离来代表，正常值为5cm(男)和4.5cm(女)。对指功能评价可用记分法，与示、中、环、小各指对指时分别记1、2、3、4分，与小指基部接触时记5分。测试时应确保拇指在掌侧外展位以指腹接触，避免内收屈曲替代对指。

4. 关节活动度的记录方法

一般有两种情况：一是若采用关节活动度检查表格，在相应关节栏内写下测得度数即可；二是若写在病历上，四肢关节可记录为伸(°) ~ 屈(°)等，如肘关节伸屈活动可记为0° ~150° 。通常记录被动关节活动度，有时也需记录主动关节活动度。记录的结果能反映关节活动范围，如肘关节伸0°，屈120°，则肘关节活动范围为120° 。假如肘关节可屈120°，但伸不能达到0°，而处于屈肘30°位，则记录为伸-30°，肘关节实际活动范围为有时尽管与关节活动范围相同，但因起止度数不同，关节的功能明显不同，还是以肘关节为例加以说明，测得肘关节伸屈活动为0° ~50°，则活动范围为50°；若测得活动范围为-70° ~120°，活动范围也是50°，但二者临床上的诊断和决策截然不同。

（二）评定标准

(1) 采用目前国际通用的中立位作为0° 的测量方法。以关节中立位为0° 测量各方向的活动度。通常解剖位即是中立位，也是关节活动的起点。

(2) 上下肢大关节活动度的测量，见表1。

表 1　正常的关节活动度

关节	运动	检查体位	量角器轴心	固定臂	移动臂	正常活动度
肩	屈、伸	坐或立位，臂置于体侧，肘伸直	肩峰	与腋中线平行	与肱骨纵轴平行	屈：0°～180°；伸：0°～50°
	外展	坐或立位，臂置于体侧，肘伸直	肩峰	与身体中线（脊柱）平行	与肱骨纵轴平行	0°～180°
	内旋、外旋	仰卧，肩外展90°肘屈 90°	鹰嘴	与腋中线平行	与前臂纵轴平行	各 0°～90°
肘	屈、伸	仰卧、坐或立位，臂取解剖位	肱骨外上髁	与肱骨纵轴平行	与桡骨纵轴平行	0°～150°
桡尺	旋前、旋后	坐位，上臂置于体侧，屈肘 90°	尺骨茎突	与地面垂直	腕关节背面（测旋前）或掌面（测旋后）	各 0°～90°
腕	屈、伸	坐或站位，前臂完全旋前	尺骨茎突	与前臂纵轴平行	与第二掌骨纵轴平行	屈：0°～90°，伸：0°～70°
	尺、桡侧偏	坐位，屈肘，前臂旋前，腕中立位	腕背侧中点	前臂背侧中线	第三掌骨纵轴	桡侧：0°～25°，尺偏：0°～55°
髋	屈	仰卧或侧卧，对侧下肢伸直	股骨大转子	与身体纵轴平行	与股骨纵轴平行	0°～125°
	伸	侧卧，被测下肢在上	股骨大转子	与身体纵轴平行	与股骨纵轴平行	0°～15°
	内收、外展	仰卧	髂前上棘	左右髂前上棘连线的垂直线	髂前上棘至髌骨中心的连线	各 0°～45°
	内旋、外旋	仰卧，两小腿垂于床沿外	髌骨下端	与地面垂直	与胫骨纵轴平行	各 0°～45°

表1（续）

关节	运动	检查体位	量角器轴心	固定臂	移动臂	正常活动度
膝	屈、伸	俯卧、仰卧或坐位	股骨外髁	与股骨纵轴平行	与胫骨纵轴平行	屈：0°～150° 伸：0°
踝	背屈，跖屈	仰卧、踝中立位	腓骨纵轴线与足外缘交叉处	与腓骨纵轴平行	与第五跖骨纵轴平行	背屈：0°～20°， 跖屈：0°～45°

二、肌力评定

（一）徒手肌力检查（manual muscle test，MMT）

徒手肌力检查是一种不借助任何器材，仅靠检查者徒手对受试者进行肌力评定的方法，此种方法简便、易行，临床应用最广。

1. MMT的测试方法及判定标准

施行MMT时，应让受试者采取标准受试体位，对受试肌肉做标准的测试动作，嘱受试者在除重力、抗重力或抗阻力的状态下做一定的动作，并使动作达到最大的活动范围。

徒手肌力检查的结果分为0、1、2、3、4、5级共6级。每级的指标是依据受试肌肉收缩时所产生的肌肉活动、带动的关节活动范围、抵抗重力和阻力的情况而判定。评定标准见表2。

表2　MMT肌力分级标准（Lovett）

级别	名称	标准	相当正常肌力的百分比／%
0	零（zero，0）	不可测知的肌肉收缩	0
1	微缩（trace，T）	有轻微收缩，但不能引起关节活动	10
2	差（poor，P）	在除重力状态下能做关节全范围运动	25
3	尚可（fair，F）	能抗重力做关节全范围运动，但不能抗阻力	50
4	良好（good，G）	能抗重力、抗一定阻力运动	75
5	正常（normal，N）	能抗重力、抗充分阻力运动	100

实际使用时，测试结果并不与Lovett 6级标准相符，此时可使用更详细的分级标准(表3)。

表 3　MMT 的详细分级

级别	运动	级别	运动
0	无肌肉收缩，为完全瘫痪	3^+	抗重力、抗最小阻力时有完全活动范围
1	有轻度肌肉收缩，但不产生关节运动	4^-	抗中度阻力，但活动范围 < 100%，> 50%
2^-	不抗重力时只有运动的起始动作	4	抗中度阻力时有完全活动范围
2	不抗重力时有完全活动范围	4^+	初、中期能对抗的阻力同 4 级，末期对抗 5 级的阻力
2^+	抗重力时活动范围 < 50%	5	抗最大阻力，但活动范围 < 100%，> 50%
3^-	抗重力时活动范围 < 100%，> 50%	5	抗最大阻力时有完全活动范围
3	抗重力时有完全活动范围		

（二）等长肌力检查（isometric muscle testing，IMMT）

IMMT是在标准姿势位下用特制测力器测定一块或一组肌肉的等长收缩所能产生的最大力量。肌肉收缩产生张力但不产生关节明显的屈伸运动，称为肌肉的等长收缩。

此检查在肌力较强(超过3级)时，为了进一步较准确地测量可用专用的器械进行测试。

常用的方法有握力测试、捏力测试、背拉力测试、四肢肌群测试等。

(1)握力　手的握力可用握力计测定，测试时上肢在体侧自然下垂，握力计表面向外，将把手握至适当宽度，测2~3次，取最大的数值，正常值一般为体重的50%。

(2)捏力　可用捏力计测定拇指与其他手指间的捏力大小。检测时调整好捏力计，用拇指和另外一手指的指腹捏压捏力计的两臂，即可从捏力计上得到读数，其正常值为握力的30%左右。

(3)背拉力　背肌力的大小可以通过拉力计来测定。在测定过程中，需要调整拉力计并将把手设置在膝关节的高度。受试者双足固定拉力计，双膝伸直弯腰，双手握住拉力计把手，然后用力伸腰，上提把手，即可在拉力计上读取数值。正常值男性为体重的1.5~2倍，女性为体重的1~1.5倍。此法易使腰背痛患者病情加重，故此类患者禁用。

(4)背肌、腹肌等长耐力测试　测试前者时取俯卧位，两手抱头，脐以上的身体部分在桌缘外，固定两下肢，使上体凌空并高于水平位。测试后者时仰卧位，两下肢伸直并拢，抬高45°。二者的正常值均为维持姿势的时间超过60秒。

（三）等张肌力检查（isotonic muscle testing，ITMT）

ITMT是评估肌肉等长收缩时所能克服的最大阻力，也就是所谓的RM(repetition maximum，最高反复次数)。要想进行ITMT评估，肌肉必须是3级以上的。1RM是指肌肉只能进行1次运动时所能克服的最大阻力，而10RM则是指连续进行10次运动时所能克服的最大阻力。

（四）等速肌力检查（isokinetic muscle testing，IKMT）

等速运动是在整个运动过程中运动速度(角速度)保持不变的一种肌肉收缩的运动方式。等速肌力检查(IKMT)是用等速运动的方法对肌肉的运动功能进行动态的评定，这种肌力评定方法是通过等速肌力测试仪来进行的，通过仪器内部特制的机构使运动的角速度保持恒定。运动时受试者用力越大，仪器提供的阻力也越大；用力越小，仪器提供的阻力也越小，这样使运动时的角速度保持不变。等速肌力检查时肌肉对抗的阻力是可变的，关节呈圆弧运动，所以它不同于等张和等长肌力检查。

等速肌力检查有多项优点，包括测试参数的全面性、精确性和客观性，并且具有较好的可重复性。此外，它可以同时完成一组拮抗肌的测试，并能分别测定向心收缩、离心收缩及等长收缩的数据。然而，该检查也存在一些缺点，例如仪器价格昂贵、操作较复杂，以及不同型号仪器测试结果之间存在显著差异，导致结果无可比性。目前，无论是等长肌力测试，还是等张或等速肌力测试，均未能对3级以下的肌力进行精确的定量测定。

三、疼痛评定

1. 疼痛部位的评定

一般可应用疼痛示意图等方法，以量化疼痛区域的大小、评定疼痛部位的改变，同时可评定疼痛的强度和性质。常用的方法为45区体表面积评分法等。适用于疼痛范围相对较广的患者，如颈痛、腰痛及肌筋膜痛等。

(1)评定方法　采用45区体表面积图等疼痛示意图及颜色笔等。45区体表面积图将人体表面分为45个区域(前22，后23)，每一区域有该区号码，让患者用不同颜色或符号将相应疼痛部位在图中标出。

(2)评分标准　涂盖一区(即便为局部)为1分(每一区不论大小均为1分，即便只涂盖了一个区的一小部分也评1分)，未涂处为0分，总评分反映疼痛区域。不同颜色或不同符号表示疼痛强度，如用无色、黄色、红色和黑色(或“—”“O”“□”“Δ”)分别表示无痛、轻度疼痛、中度疼痛和重度疼痛。最后计算各疼痛区域占整个体表面积的百分比。

2. 疼痛强度的评定

疼痛强度的评定适用于需要对疼痛的强度及强度变化(如治疗前后的对比)进行评定的患者。量化评定疼痛强度及其变化的方法较多，包括目测类比量表法(VAS)、口述分级评分法(VRS)、数字评分法(NRS)、恒定疼痛强度的疼痛缓解目测类比评分法(VAP)。

评定方法：

(1)视觉模拟量表法(VAS) 又称视觉模拟量表法，通常采用长度为10cm的直线，两端分别表示“无痛”和“极痛”。被测者根据自己的感受，在直线上标记出对应的疼痛强度，测量标记点到“无痛”端的距离来评定疼痛等级。一般会进行两次测量，取平均值。VAS是目前应用最广泛的疼痛评定方法之一。

(2)口述分级评分法(VRS) 疼痛的言语评定量表是由一系列形容词组成，用于描述疼痛的程度，通常按照从最轻到最强的顺序排列。这些描述词可以采用不同级别的评分法，比如4级评分法或5级评分法。举例来说，疼痛可以用“无痛”“轻微痛”“中度痛”“重度痛”和“极重度痛”来描述。

(3)数字评分法(NRS) 包括11点数字评分法和101点数字评分法。前者利用从0到10的11个点，以递增的方式描述疼痛强度，从无痛(0)一直到最剧烈疼痛(10)。而后者则在一条从0到100的直尺上设置了101个点，逐步增强疼痛程度，从完全无痛(0)到极度疼痛(100)。在使用这些评分法时，被测试者根据个人的疼痛感受，在相应的数值上进行标记。

3. 压力测痛法

压力测痛法是一种用于评估疼痛强度的方法，尤其适用于肌肉骨骼系统疼痛的患者。然而，对于患有末梢神经炎的糖尿病患者、凝血系统疾病或易出血的患者来说，这种方法是禁忌的。

评定方法：采用压力测痛计进行评定。使用压力测痛计在患者手指关节等处逐渐施加压力，并听取患者反应。然后记录诱发疼痛出现所需的压力强度(单位：N或kg / cm^2)，此值为痛阈(即刚出现疼痛所需的压力强度)。继续施加压力至不可耐受时，记录最高疼痛耐受限度所需的压力强度(单位：N或kg / cm^2)，此值为耐痛阈。

四、肌张力评定

目前对痉挛的评价多采用改良的Ashworth分级法(表4)。

表4　改良的Ashworth痉挛评价量表

等级	标准
0	肌张力不增加，被动活动患侧肢体在整个范围内均无阻力
1	肌张力轻度增加，被动活动患侧肢体时，在关节活动范围之末有轻微的阻力
2	肌张力轻度增加，在关节活动范围内，有50%的范围出现较小阻力
3	肌张力中度增加，在关节活动的大部分范围内有阻力，但仍能比较容易地进行被动活动
4	肌张力显著增高，被动活动患侧肢体比较困难
5	肌张力极度增加，患侧肢体不能被动活动，肢体僵硬于屈曲或伸展位

五、步态分析

(一)步态的基本测量

(1)步长　其又称步幅，指行走时左右足跟或足尖先后着地两点之间的距离。正常人为50cm。

(2)跨步长　其又称跨距，是同侧足跟(或足尖)前后两次着地点间的距离。正常人跨步长是步长的两倍，为100～160cm。

(3)步宽　步宽是一足的纵线至另一足的纵线之间的距离。正常人为5～11cm。

(4)足角　足角是足的长轴和纵线形成的夹角，正常为6.75°左右。

(5)足角　足角指单位时间内行走的步数。正常人平均自然步频为95～125步/分钟。

(6)步行速度　单位时间内行走的距离称为步行速度，与跨步长和步频有关，测量方法为令患者步行10m所需时间，正常人平均自然步速为65～100m/min。

以上步态要素与年龄、性别、身高均有相关性，可呈不同程度变异，形成各个人的步态特点。因病理因素使步态变异，超出一定范围时则构成异常步态。

（二）步行周期

行走时，从一侧足跟着地起到该侧足跟再次着地为止所用的时间称为一个步行周期(GC)，一个步行周期又分为两个时期，即是与地面接触并负重的支撑期和离地腾空向前挪动的摆动期。正常人的站立期占整个步行周期的60%～65%，摆动期占35%～40%。每个时期又根据经历过程细分为若干个时期。有传统的划分法和美国加利福尼亚州(Rancho Los Amigos，RLA)医学中心提出的RLA划分法，以后者为常用。传统分期和RLA分期及其特征如表5所示。

表5　步行周期的传统分期和RLA分期

传统分期	RLA分期
足跟着地（hell strike，HS）	支撑早期（initial contact，IC）：支撑的任何部位触地
足平放（foot fla，FF）	支撑初期（load response，LR）：一侧肢体着地，另侧肢体离地前，为双足支撑期
站立中期（midstance，MST）	支撑中期（midstance，MST）：为单足支撑的开始，并很快移动体重，使其重心位于支撑足的上方，此期股骨大转子与足的平面呈90°
跟离地（hell off，HO）	支撑末期（terminal stance，TST）：继续单足支撑重心前移，至对侧下肢开始触地前
趾离地（toe off，TO）	摆动前期（preswing，PSW）：为第2次双足支撑期，足趾离地结束及对侧肢体开始触地
加速期（acceleration，ACC）	摆动初期（initial swing，ISW）：足趾离地摆动下肢并屈膝，相当于对侧肢体开始单足支撑
迈步中期（midswing，MSW）	摆动中期（midswing，MSW）：屈膝至最大限度并继续摆动下肢向前直至胫骨与地面垂直
减速期（deceleration，DEC）	摆动末期（terminal swing，TSW）：由胫骨与地面垂直开始至足跟触地前

（三）步行周期中的骨盆和下肢各关节的角度变化及主要肌群活动

步态的维持取决于躯干、骨盆、髋膝踝关节、下肢肌肉和上肢的协同作用，这样形成了复杂的协调运动。分析步态时，我们需要从3个不同的方面来考虑。在矢状面上，我们可以通过侧面观察步态，使用RLA方法对关节角度进行分段分析，以研究髋关节、膝关节和踝关节在不同阶段的变化。同时，上半身应该保持正直，可以在加快速度时略微前倾来帮助维持平衡，并确保肩关节的自由摆动。在冠状面上，观察身体前方或后方，分析身体重心的上下移动情况。在水平面上，观察骨盆和上半身的旋转运动，以了解在摆动阶段如何减少身体的扭转(表6)。

表6 步行周期各分期骨盆、髋、膝、踝关节活动应达到的角度

步行分期	关节运动角度			
	骨盆	髋关节	膝关节	踝关节
支撑早起	5°旋前	屈30°	0°	0°
支撑初期	5°旋前	屈30°	屈0°~15°	趾屈0°~15°
支撑中期	中立位	屈30°~5°	屈15°~5°	趾屈15°~背伸10°
支撑末期	5°旋后	屈5°~伸10°	屈5°~0°	背伸10°~0°
摆动前期	5°旋后	伸10°~0°	屈0°~40°	跖屈0°~20°
摆动初期	5°旋后	屈0°~20°	屈40°~60°	跖屈20°~10°
摆动中期	中立位	屈20°~30°	屈60°~30°	跖屈10°~0°
摆动末期	5°旋前	屈30°	屈30°~0°	0°
总计	5°旋前~	屈0°~30°	屈0°~60°	跖屈0°~20°
	5°旋后	伸0°~10°		背伸0°~15°

六、言语及语言功能评定

目前尚无统一的失语症评定方法。国外较为常用的评定方法是波士顿失语诊断检查(Boston diagnotic aphasia examination, BDAE)和西方失语检查套表(western aphasia battery, WAB)，国内常用的是汉语失语检查法。

1. 波士顿失语诊断检查(BDAE)

该检查包括语言功能本身的检查和非语言功能的检查。检查法的主要特点是：①突出了对患者对话与自由叙述时言语交流信息量及流利程度的检查，可确定患者言语表达和理解的水平与特征。②制定了失语症严重程度、发音和言语特征的分组标准，便于比较、评价患者口头言语的交流能力。③除对失语症进行上述半定量分析外，还对每个患者语言障碍进行质的分析，即其言语特征的分析，包括节奏、短语长度、构音能力、语法形式、错语、复述和找词能力。④与临床联系密切，可与临床常见的失语综合征相对应，有利于判断病变部位，对失语症做出诊断和分类，确定治疗方案。其缺点是项目繁琐，检查所需时间过长(2~3小时)。

2. 西方失语检查套表(WAB)

这种失语症检查法是从BDAE演变而来的。它的优点包括内容精练，可在1小时内完成检查，非常实用。通过失语检查的结果可以计算出失语指数(AQ)、操作性指数(PQ)和大脑皮质指数(CQ),这些指标常用于失语症的诊断和研究。此外，检查法中的口语功能部分(口语检查)的亚项记分(如自发谈话、听理解、复述和命名等)可以对失语症进行分类。

3. 汉语失语检查法

这项研究针对国内母语为汉语的人群，从6个方面进行语言能力测查：口语表达(包括谈话、复述和命名)、听理解(回答是/否题、听辨认和执行口头指令)、阅读(视读、听字辨认、朗读词并配画、朗读指令并执行、选词填空)、书写(姓名地址抄写、系列写数、听写、看图写短文)、其他神经心理学检查(意识、视空间功能、运用能力、计算)以及利手(回答提问的12种动作，确定右利或左利)。通过考察以上内容，可以全面评估被测者的语言能力和神经心理功能。

该检查法已通过标准化研究，并在我国10多个省市的一些医院中推广应用，表7所示系常见失语症的类型和特征。

表7　常见失语症类型及特征

失语症类型	自发语流利性	听理解	复述	特征
运动性失语	x	Δ~O	x	非流利性失语，语量稀少，明显语调障碍，多有朗读困难及书写不正常，大多伴有右侧偏瘫
感觉性失语	O	x~Δ	x	流利性失语，尽管语量多，发音及语调正常，却空话多,
传导性失语	O	Δ~O	x	不能表达意思，朗读及书写障碍，多不伴有偏瘫，突出表现为复述障碍与口语流利性和理解障碍的不成比例
命名性失语	O	O	O	突出表现为失名词性失语，名词和代名词最常弄错
经皮质运动性失语	x	Δ~O	O	复述好，其他表现与 Broca 失语相似
经皮质感觉性失语	O	X	O	复述好至极好，其他表现与 Wernicke 失语相似

表7（续）

失语症类型	自发语流利性	听理解	复述	特征
完全性（球性）失语	x	x	x	所有语言功能均严重障碍或完全丧失，常伴有严重神经系统体征

注：O表示无障碍；Δ 表示轻度障碍；x表示严重障碍。

七、认知功能评定和心理测评

在进行认知功能评定时首先应从询问病史及临床观察开始，然后再选择评定量表。认知评定的内容一般包括定向力、注意力、记忆力、综合思维能力、解决问题能力等方面。其中每一项障碍都有具体的评定方法，主要在作业治疗中应用。认知功能在患者康复的评定中是非常重要的一个环节，临床工作者需要严格掌握。

(一)记忆功能评定

记忆是人们对过去所经历过的事物的一种反映，是过去感知过和经历过的事物在大脑中留下的痕迹；它分为瞬时记忆、短时记忆和长时记忆3种，包括识记、保存和回忆3个基本过程。记忆功能是人脑的基本认知功能之一。脑血管意外或颅脑损伤等所引起的脑损伤及情绪或者人格障碍都可以影响记忆功能。因此，临床上常常要对受试者的记忆状况进行客观的评定。测验记忆的量表有单项记忆测验(包括语文记忆测验和非语文记忆测验)和成套记忆测验。

1. 记忆功能障碍的筛选

该方法可以用于对患者是否存在记忆方面的障碍进行初步评估。测试过程包括让受试者大声朗读12个特定的单词，然后尽可能记住这些单词。之后受试者需要按照任意顺序复述这些单词，首先正确地提及，然后在需要时被提醒漏掉的单词，直到能够一次性完整地记住所有单词为止。一般来说，正常人经过6次训练后应该可以完整地记住所有单词。若在6次练习后仍无法完全记住所有单词，则可能表明受试者存在记忆障碍。

2. 韦克斯勒记忆量表(Wechsler memory scale，WMS)

韦氏记忆量表目前是应用最广泛的一套记忆测试方法，也是多年来评估记忆功能的标准化测量工具之一。自从引入中国后，经过龚耀先等人的修订，这项量表适用于7岁以上的儿童和成人。该测验包含10个项目：第1至第3项用于测量长期记忆，第4至第9项用于测量短期记忆，第10项则用于测量瞬时记忆。记忆的总体水平由记忆商(Memory Quotient，MQ)来表示。详见表8。

表8　韦氏记忆量表测试项目、内容和评分方法

测试项目	内容	评分方法
1. 经历	5个与个人经历有关的问题	每回答正确1题，记1分
2. 定向	5个有关时间和空间定向的问题	每回答正确1题，记1分。限时记错、记漏或退数次数，分次扣分，分别按记分公式算出原始分
3. 数字顺序关系	顺数1 ~ 100 倒数1 ~ 100	累加：从1起每次加3，直到49为止
4. 再认	每套识记卡片中有8项内容，呈现给受试者后，让受试者再认	根据受试者再认内容与呈现内容的相关性分别记2、1、0或-1分，最高分为16分
5. 图片回忆	每套图片中有20项内容，呈现1分钟30秒后，要求受试者说出呈现内容	正确回忆记1分，错误扣1分，最高得分为20分
6. 视觉再生	每套图片有3张、每张上有1 ~ 2个图形，呈现10秒后让受试者画出来	按照所画图形的准确度记分，最高分为14分
7. 联想学习	每套卡片上有10对词，分别读给受试者听，同时呈现2秒。10对词完毕后，停5秒，再读每对词的前一词，要求受试者说出后一词	5s内正确回答1词记1分，3遍测验的容易联想分相加后除以2，再加困难联想分之和，即为测验总分，最高分为21分
8. 触觉记忆	使用一副槽板，上有9个图形，让受试者蒙眼后用利手、非利手和双手分别将3个木块放入其相应的槽中。再睁眼，将各木块的图形及位置默画出来	计时，并计算正确回忆和位置的数目，根据公式推算出测验的原始分
9. 逻辑记忆	3个故事中分别包含14、20和30个内容。将故事讲给受试者听，同时让其看着卡片上的故事，念完后要求复述	回忆1项内容记0.5分，最高分分别为25分和17分
10. 背诵数目	要求顺背3 ~ 9位数，倒背2 ~ 8位数	以能背诵的最高位数为准，最高分分别为9分和8分，共计17分

评分方法是通过将10个分测验的粗分转换为量表分，然后将量表分相加得出全量表分，进而查对全量表分的等值MQ值表得到受试者的MQ(记忆商值)。记忆商值可以反映受试者记忆功能的好坏，如果MQ值低于标准分，则可能表示其记忆力受损害，需要进行进一步的检查。

3. 临床记忆测验

临床记忆测验是一套由许淑莲等人根据国外单项测试编制的检测记忆的量表，适用于20~90岁的成年人。这套量表具有以下特点：首先，包含甲乙两套量表，

表9 临床记忆测验

项目	内容	评分方法
1. 指向测试	每套包括两组内容，每组24个词，其中12个词属于同类（如蔬菜类、动物类等），要求受试者识记；另外12个与上述词接近的词，不要求识记。将以上24个词混在一起，如水果类中混入食品类词，随机排列，用录音机放送。第一组词放完后要求受试者说出要求识记的词，停5秒后测验第二组词	按正确识记词的数量记分
2. 联想学习	每套包括12对词，其中容易联想与不易联想的各6对，12对词随机排列，用录音机以不同的顺序放送3遍。每遍放送后主试者按另一顺序念每对词的前一词，要求受试者说出后一词	按正确回答对词的数量记分
3. 图像自由回忆	每套包括两组图片各15张，内容都是常见和易辨认的东西。将第一组图片随机排列，每张看4秒，停2秒，15张看完后要求立即说出图片内容。停5s后再测验第二组图片	按正确回忆的图片数量记分
4. 无意义图形再认	每套有识记图片20张，内容为封闭或不封闭的曲线图形或直线。另有再认图片40张，包括与识记图片相同或相似图形各20张。将识记图片给受试者看，每张看3秒，停3秒，20张看完后以随机顺序看再认图片，要求指出看过的图片	按下列公式计分：（正确再认数－错误再认数）x2
5. 人像特点回忆	每套有黑白人头像6张，随机排列让受试者看，同时告知其姓名、职业和爱好3遍，每张看9秒，停5秒。6张看完后，以另一顺序分别呈现，要求说出各人头像的3个特点	按正确回答数量记分

可用于治疗前后的比较或其他方面的对照。其次，针对不同的文化背景和年龄层制定了不同的正常值。同时，该量表集合了心理测验和实验心理方法学的特

点，便于科研工作的应用(表9)。

评分方法：将5个分测验的粗分分别查“等值量表分表”换算量表分，相加即为总量表分。根据年龄查“总量表分的等值记忆商表”可得到受试者的MQ。

（二）注意评定

注意是一种对事物的选择性反应，是一种对认知功能极为重要的功能。虽然注意对认知功能的各个方面都有影响，但其特点很难定义。注意障碍可能导致耐力下降、注意力分散、易受干扰和反应迟钝，同时也会不可避免地影响定向力，尤其是时间定向，有时也会影响地点定向。根据受累部位的不同，注意障碍会表现出不同的临床症状。注意的检查并非固定的测试套餐，应根据临床需要进行选用。

1. 时间和地点的定向测试

询问受试者关于目前时间和地点的问题，如回答有误，则为定向力障碍。

2. 视觉注意测试

视觉注意测试主要有以下3项内容：①视跟踪：要求受试者目光随检查者的手指或光源做上、下、左、右移动。每一个方向记1分，正常为4分。②形态辨认：要求受试者临摹垂线、圆形、正方形和A字形各一图，每项记1分，正常为4分。③划削字母测试：要求受试者以最快的速度划去字母列中所要求划去的字母，如C和E(试测字母的大小应按规格)，100s内划错多于一个即为注意有缺陷。

3. 听觉注意测试

听觉注意测试主要有以下3项内容：①位置辨认：受试者闭目后，在其前、后、左、右及上方摇铃，要求指出摇铃的位置。每个位置记1分，少于5分为不正常。②听认字母测试：选一组无规则排列的字母，在60s内以每秒1个字的速度念给受试者听，其中有10个为事先指定的同一字母。要求受试者在听到此字母时举手，举手少于10次为不正常。③背诵数字：以每秒钟1个字的速度念一列数字给受试者听，要求念完后立即背诵。从两位数开始，每次增加1个，直至不能背诵为止。背诵少于5位数为不正常。④词辨认：向受试者播放一段短文录音，其中有10个词是事先指定的同一词，要求受试者听到此词时举手，举手少于10次为不正常。⑤声辨认：向受试者播放一段录音，其中有嗡嗡声、电话铃声、钟表滴答声和号角声，要求听到号角声时举手。号角声共出现5次，举手少于5次为不正常。⑥在杂音背景中辨认词：测试的内容及要求均同上述④，但录音中有嘈杂的背景音，举手少于8次为不正常。

（三）痴呆筛选量表

表10　简明精神状态检查量表（MMSE）

项目	分数	
1. 今年是哪一年	1	0
2. 现在是一年中的哪个季节	1	0
3. 现在是几月份	1	0
4. 今天是几号	1	0
5. 今天是星期几	1	0
6. 这是哪个省	1	0
7. 这是哪个城市	1	0
8. 这是哪条街道	1	0
9. 说出这个医院或病室的名字	1	0
10. 现在在几楼	1	0
11. 复述：皮球	1	0
12. 复述：国旗	1	0
13. 复述：树木	1	0
14. 计算：100-7	1	0
15. 计算：93-7	1	0
16. 计算：86-7	1	0
17. 计算：79-7	1	0
18. 计算：72-7	1	0
19. 回忆：皮球	1	0
20. 回忆：国旗	1	0
21. 回忆：树木	1	0
22. 辨认：手表	1	0
23. 辨认：铅笔	1	0
24. 复述：四十四只石狮子	1	0
25. 闭眼睛（按卡片上的指令动作）	1	0
26. 用右手拿这张纸	1	0
27. 将纸两头对折	1	0
28. 然后放在大腿上	1	0
29. 说一句完整的句子（主语、谓语、宾语）	1	0
30. 照抄下列图形	1	0

总分：文盲＜17分，或教育年限≤6年者＜20分，或教育年限≥6年者＜24分可考虑为痴呆。

简明精神状态检查量表(minimental status questionnaire, MMSE)：此表适用于老年人认知功能障碍的简便筛选，也是临床上建立认知功能损害的诊断依据。它具有简便易行、实用有效、有助于标准化等特点，在痴呆诊断中的敏感性为92.5%，特异性为79.1%。其记分分界值应根据文化水平进行调整。见表10。

在上述问卷中，定向力占10分，记忆力占6分，注意与计算力占5分，共计已达21分。语言占8分，包括粗查有无视觉失语、听觉失语、失读、失写、失用。最后的构图可检查空间视觉与运动觉的神经联系，判断有无视觉失认和失写。任何一项不能计分时要作进一步检查，澄清认知功能缺陷的性质。在具体检查中有几点要注意：①对于时间的回答，受试者按阳历纪年法或阴历纪年法均为正确。②连续减数时，上一答案错误而下一答案正确时，后者记为正确。③请受试者复述时，检查者只能说一遍，但受试者回忆时可不按照原来的顺序；复述“四十四只石狮子”时，一定要吐字清楚才算正确。④进行第25项时，如果受试者回答“不会做”，或受试者为文盲时均记为0分。一般假阳性结果常见于缺少文化或抑郁的老人，或是主动力很差与注意缺陷的假性痴呆患者；假阴性结果则见于受过高等教育的专业技术人员伴有早期痴呆或是右侧大脑半球损害的患者。

（四）智力测验

关于智力，目前尚无统一的定义。综合国内外各有关方面的见解，可以把智力的定义概括为：智力是获得知识、保持知识、理解和推理、应对新环境和解决问题的能力，是观察力、判断力、创造力和思维能力的总和。智力测验即是以测验的方式来衡量个体智力水平高低的一种科学方法。它也是康复评定中常用的检测手段之一，可用于脑损伤患者的智力评估，并可根据检测结果指导患者进行康复训练。

韦克斯勒智力测验是对学习能力的测验。此测验的优点是可以比较所测验的各种能力，以研究各能力的损害情况；同时，因为它采取了标准分和离差智商，所得的测验结果比较准确和客观(见表11)。

表11　韦氏成人智力量表测试项目、内容和评分范围

测验方法和名称	测试题目和评分	所测能力
Ⅰ言语测验		
（1）知识	29个题目：包括历史、地理、天文、文学、自然等知识。答对1题得1分，最高分为29分	常识的广度，长时记忆

表11（续）

测验方法和名称	测试题目和评分	所测能力
(2) 领悟	14 个题目，涉及社会风俗、价值观、成语等。根据回答的概括水平和质量每题记 2、1 或 0 分。最高分为 28 分	事物的观察、理解和判断
(3) 算术	14 个心算题，要计时，时限内答对 1 题记 1 分，后面 4 题提前完成且正确者另加分，最高分为 18 分	数的概念和应用，问题解决，注意力集中和记忆
(4) 相似性	有 13 对词，念给受试者听，要求说出每对词的相似性，根据回答的概括水平每题记 2、1 或 0 分，最高分为 26 分	理解、联想、综合和概括
(5) 数字广度	念给受试者听一组组的数字，要求顺背 3 ～ 12 位数、倒背 2 ～ 10 位数。以背出的最高位数为记分数。最高顺背为 12 分，倒背为 10 分	瞬时记忆、注意力集中
(6) 词汇	40 个词汇如疲劳、丰收、准绳、笑柄等，念给受试者听，要求在词汇表上指出并说明其含义。在时限内回答的根据质量每词记 2、1 或 0 分，最高分为 80 分	词汇的理解和表达，早年的文化环境和教育
II 操作测验		
(7) 数字符号	阿拉伯数字 1 ～ 9 各配一符号，要求受试者给测验表上 90 个无顺序的阿拉伯数字配上相应的符号，限时 90s。每一正确符号记 1 分，符号倒转记半分，最高分为 90 分	学习的联想，视觉、运动
(8) 图画填充	21 幅图画，全都缺失一个重要部分，要求说出缺失什么并指出缺失部位。限时，正确回答 1 题记 1 分，最高分为 21 分	视觉组织，立体视觉
(9) 木块图案	要求受试者用 9 块红白两色的立方体木块，按照测验图卡组合成图案。共 7 个图案，限时内完成 1 个记 4 分，提前完成另加分，最高分为 48 分	空间知觉，抽象思维
(10) 图片排列	把说明一个故事的一组图片打乱顺序后给受试者看，要求摆成应有的顺序。共 8 组图片，限时内完成一组记 2 分，后面 3 组提前完成另加分，最高分为 38 分	逻辑联想，思维的灵活性
(11) 图形拼凑	把人体、头像等图形的碎片呈现给受试者，要求拼成完整的图形。共 4 个图形，限时内完成，按各图形标准记分，提前完成另加分，最高分为 44 分	寻找线索和形成假说、坚韧性和灵活性

以上评定得出的分值称为粗分或原始分，根据“粗分与量表分转换表”可查得其各自的量表分值。言语测试中的6项量表分相加的和即为语言分(VS)，操作测验中的5项量表分相加的和为操作分(PS)。VS分值加PS分值即得到总分值(FS)。根据“总量表分的等值IQ表”可查到各相应年龄组的言语智商(VIQ)、操作智商(PIQ)和总智商(FIQ)。

总智商说明受试者的总体智力水平。韦氏儿童智力量表适用于6～16岁的儿童。其结构、分测验和记分原则均基本同成人量表，只是题目的难度较浅，有些词或数字测试用图来代替。

（五）Loewenstein 作业治疗认知评定（LOTCA）

此评定由以色列Katz博士和Loewenstein康复医院的Rahmani博士提出，最先是用于脑损伤患者的认知评定。该方法简便、实用、可靠，评定的目的更侧重于对以后的治疗进行指导。其内容主要有四大类，共20项。

(1)定向检查　其包括时间和地点定向。

(2)知觉检查　此项检查包括物体鉴别、形状鉴别、辨认重叠图形、辨认重要特征不明显或不完整的物体、空间知觉运用等。

(3)视运动组织检查　这包括复绘几何图形、复绘二维图形、插板拼图、有色木块设计、拼图、绘钟面等。

(4)思维运作检查　此包括范畴训练(物体性)、RISKA无组织的形状分类(形状性范畴检查)、RISKA有组织的形状分类、图片排列、几何推理等项。

（六）神经心理测验

神经心理学主要研究大脑功能与心理的关系。它对于脑部病变的定位和早期诊断，对脑外伤、脑瘫、偏瘫造成的脑损伤的情况及残存功能，可能提供客观依据，对制订和调整康复计划及康复追踪均具有重要意义。神经心理测验按测验的形式分为单项测验和成套测验两种。

HRB成套神经心理测验(Halstead-Reitan neuropsychological test battery，HRB)有成人(15岁以上)、少年(9～14岁)、幼儿(5～8岁) 3种测验形式。经龚耀先等修订后称“修订HRB 神经心理成套测验(HRB-RC)”，有关测验内容见表12。

表12　HRB-RC各分测验内容

分测验名称	方法	目的
(1) 优势侧	测定利手、利足、利眼	确定大脑优势半球
(2) 失语甄别	测验命名、临摹书写、心算、复述等	甄别有无失语及失语性质
(3) 握力	用握力计测左、右手的握力	测量两上肢的运动力
(4) 连线	纸上多个小圆圈，标有数字或字母顺序，要求按数字顺序或与字母顺序交替画线连接	观察数字记忆，视觉空间功能，数序与字序两系统的交替传递能力
(5) 触摸操作	蒙眼，用利手、非利手和双手将各形状木块嵌入相应柄板中；睁眼，画出木块形状及位置	检查触觉运动知觉、空间知觉、触觉形状记忆和位置记忆
(6) 节律	30对节律音响逐对出现，要求分辨每对中两次音响的节律是否相同	测验区别节律的能力
(7) 手指敲击	先利手后非利手，用示指尽快敲击一个按键	检查两手的精细运动能力
(8) 语言知觉	用四声发音，要求从字卡上把数个发音相似的词选出	观察语言辨认能力，听，视觉联系能力及注意力集中
(9) 范畴	根据分类、例外等规律，对看到的图形按数字键，对正误判断有不同声音作反馈	测验思维的抽象和概括过程
(10) 感知觉	检查触觉、听觉、视觉、手指失认，指尖识数及触辨认	检查有无感知觉缺失

（七）情绪测验

1. 汉密尔顿抑郁量表(HAMD)

可单独使用，也可以与其他量表对照使用。见表13。

2. 汉密尔顿焦虑量表(HAMD)

见表14。

表 13　汉密尔顿抑郁量表（HAMD）

项目	分数					项目	分数				
1. 抑郁情绪	0	1	2	3	4	13. 工作和兴趣	0	1	2	3	4
2. 有罪感	0	1	2	3	4	14. 迟缓	0	1	2	3	4
3. 自杀	0	1	2	3	4	15. 激越	0	1	2	3	4
4. 入睡困难	0	1	2			16. 精神性焦虑	0	1	2	3	4
5. 睡眠不深	0	1	2			17. 躯体性焦虑	0	1	2	3	4
6. 早醒	0	1	2			18. 胃肠道症状	0	1	2		
7. 全身症状	0	1	2			19. 人格或现实解体	0	1	2	3	4
8. 性症状	0	1	2			20. 偏执症状	0	1	2	3	4
9. 疑病	0	1	2	3	4	21. 强迫症状	0	1	2	3	4
10. 体重减轻	0	1	2			22. 能力减退感	0	1	2	3	4
11. 自知力	0	1	2			23. 绝望感	0	1	2	3	4
12. 日夜变化	0	1	2			24. 自卑感	0	1	2	3	4

评分方法：大部分项目按无、轻、中、较重、严重5级评定为0～4分；少数项目按无、轻中度、重度3级评为0～2分。总分＜8分，无抑郁症状；7~24分，可能是轻或中度抑郁；＞24分可能为严重抑郁。

表 14 汉密尔顿焦虑量表（HAMD）

项目	分数					项目	分数				
1. 焦虑心情	0	1	2	3	4	8. 躯体性焦虑：感觉系统	0	1	2	3	4
2. 紧张	0	1	2	3	4	9. 心血管系统症状	0	1	2	3	4
3. 害怕	0	1	2	3	4	10. 呼吸系统症状	0	1	2	3	4
4. 失眠	0	1	2	3	4	11. 胃肠道症状	0	1	2	3	4
5. 认知功能	0	1	2	3	4	12. 生殖系统症状	0	1	2	3	4
6. 抑郁心境	0	1	2	3	4	13. 自主神经系统症状	0	1	2	3	4
7. 躯体性焦虑：肌肉系统	0	1	2	3	4	14. 会谈时行为表现	0	1	2	3	4

评分方法：按无、轻、中、较重、严重5级评定为0～4分。总分＜7分，无焦虑症状；7~14分，可能有焦虑；15~21分，肯定有焦虑；22~29分，有明显焦虑，＞29分，

可能有严重焦虑。

(八)伤病打击后心理反应的阶段性

(1)震惊阶段　震惊是患者对伤病打击的即时反应。意外事故发生时患者处于身体的休克和精神的麻木之中，对巨大打击表现沉默或无明显反应，本阶段持续数分钟或几天。

(2)否定阶段　由于伤病打击往往来得突然，超出患者的心理承受能力，于是采取心理防卫机制。对自己的病情和可能发生的残疾缺乏认识，没有心理准备，而是认为自己还能完全恢复。否定伤病的现实和可能终身残疾的后果。此阶段可持续数周或数月。

(3)抑郁反应阶段　随着康复治疗的进行，患者逐渐领悟到自己所患的伤病将造成长期或终身残疾，如偏瘫、截瘫、截肢等，这往往使患者感到自己成了家庭和社会的包袱，因而心灰意冷，对前途失去希望，患者表现为心情压抑，极度痛苦哀伤，悲观失望，感到孤独无助。常常表现焦虑或愤怒，出现自杀的想法和异常的行为。

(4)对抗独立阶段　患者认识到自身的残疾后，有时会出现心理和行为的倒退，表现为对他人依赖过多，自己能干的事也依赖别人(如吃饭、坐起、下床等)。参加康复训练不积极，缺乏积极独立的进取精神。

(5)适应阶段　患者经过上述几个阶段后，逐渐认识到残疾的现实，并且从心理到行为逐渐开始适应，表现出抑郁悲观的情绪好转，行动上积极参加康复治疗，努力争取生活自理，积极争取回归社会。

以上各期有时无法截然分开，可能交叉出现。康复医生应积极治疗，争取使患者尽快进入适应阶段。

八、个体活动能力评定

(一)日常生活活动能力的评定方法

目前临床上用于ADL能力评定的方法有Katz分级法、Barthel指数分级法、Kenny自理评估法、PULSES量表等，其中评定日常生活活动的Barthel指数分级法(Barthel Index of ADL)最常用，现介绍如下。

修订的Barthel(modified Barthel index, MBI)指数共检测10项活动内容，根据患者完成某项活动的依赖程度，分别给予记分，完全自理为100分，完全依赖为0分。Barthel指数分级法将ADL能力分为3级：61～99分为良，有轻度功能障碍；41～60分为中，有中度功能障碍；小于或等于40分为差，有重度功能障碍。详见

表15。

Barthel指数评分说明，应记录患者确实能完成哪些活动，而不是可能或应达到什么程度；要确定患者在有无任何体力或智力帮助的情况下，所获得的自理程度，如需提供任何帮助则表明患者不能自理，虽用辅助器具，但能独立完成某项活动应视为自理；应记录患者24h内所完成的情况，患者自理的程度应通过患者本人、亲属和护士提供的信息以及与患者交谈来确定；昏迷者应视为0分。

表15　修订的Barthel指数记分法

项目	完全自理	部分自理，较少帮助	很多帮助	完全依赖
进食	10	5	0	
洗澡	5	0		
修饰（洗脸、刷牙、刮脸、梳头）	5	0		
穿脱衣裤（包括鞋袜）	10	5（一半帮助）	0	
大便控制	10	5（偶尔失控<1次/周）	0	
小便控制	10	5（偶尔失控<1次/日）	0	
用厕	10	5	0	
床椅转移	15	10（1人帮助）	5（2人帮助）	0
行走	15	10（1人帮助）	5（用轮椅）	0
上下楼梯	10	5	0	

（二）功能独立性评定

根据患者是否需要他人帮助等情况，将患者的功能分为独立和依赖两大类，各包括2个和5个功能级别，共计7个等级。其评分标准如下：

1. 独立

无须他人帮助即可完成活动。包括2个功能等级，其评分情况如下：

(1)7分：独立在合理的时间内规范而安全地完成活动，无须对活动进行修改或使用辅助器具。

(2) 6分：有条件的独立，即在活动中有一种或一种以上的下述情况：①需用辅助器具。②完成时间较正常时间长。③有安全方面的顾虑。见表16。

表 16　FIM 量表评定内容

项目	评分	项目	评分
自我照料		(10) 进出厕所	
(1) 进食		(11) 进出浴盆和淋浴间	
(2) 修饰		**行走**	
(3) 洗澡		(12) 步行 / 轮椅行	
(4) 上身穿着		(13) 上下楼梯	
(5) 下身穿着		交流	
(6) 用厕		(14) 理解（听觉和视觉理解）	
括约肌控制		(15) 表达（言语表达和非言语表达）	
(7) 大便管理		**社会认知**	
(8) 小便管理		(16) 社会交往	
转移		(17) 解决问题	
(9) 床 - 椅转移		(18) 记忆	

2. 依赖

需他人实施监护或给予身体上的帮助，否则不能进行该项活动。又可分为5个功能等级，每级得分及评分标准如下：

(1) 5分　需有人在一旁监护、提示或鼓励，无须对身体给予协助；或者需协助必需的用品准备或帮助穿上矫形器。

(2) 4分　最小量地接触身体的辅助，所需帮助仅限于轻轻接触，能自己完成整个活动的75%或以上。

(3) 3分　中等帮助，所需帮助多于轻轻接触，能独自完成整个活动的50%～75%。

(4) 2分　需最大量的帮助，患者仅能完成整个活动的25%～50%。

(5) 1分　完全依赖他人，即仅能自行完成整个活动的25%以下。

在上述总的标准下，每一项亦有其具体的评分标准与方法，实际评定中应严格参照执行。

九、社会参与能力评定

(一)社会生活能力评定

社会生活能力包括个人角色的实现和社会交往活动能力两个方面，详见表17。

表17 社会功能缺陷筛选表

项目	监测内容	评分
1.职业工作情况	近一个月内是否按惯例行事，按时上班或参加劳动，完成任务情况，在本职工作或劳动岗位上与他人合作和一般表现良好	
2.婚姻与夫妻关系	近一个月内夫妻相互交往，交换意见，共同处理家务，对配偶负责，显露爱和温情，给对方支持和鼓励	
3.父母职能	近一个月内照顾和喂养子女，带孩子玩，关心学习成绩，关心子女健康和发育	
4.社会性退缩	近一个月内是否主动回避与人们见面交谈，避免跟别人在一起，不和家人或朋友外出参加社会活动	
5.社会活动	近一个月内与其他家庭的接触，参与社区内的社会活动，或其他文体活动	
6.家中活动过少	近一个月内什么事也没干，睁眼躺在床上或呆坐着，不愿与别人谈话	
7.家庭职能	近一个月在日常活动中，起通常应起的作用，一起吃饭，分担家务，参加家庭娱乐（看电视或听广播等），参加家庭讨论和作出决定	
8.自我照顾	近一个月内个人卫生、衣服、头发、两便习惯、进食、餐桌上的礼貌、保持住处清洁等的表现和能力	
9.对外界兴趣和关心	近一个月内是否留意并跟得上电视、广播或报纸上的消息，了解当地和全国的重要新闻	
10.责任和将来计划	近一个月内对自己和家庭成员的成长进步是否关心，能不能热心地去完成工作任务和发展新的兴趣或设计	

(二)就业能力评定

就业能力评定的方法：

(1)面谈法　通过与残疾人面对面交谈的形式了解残疾人本人及家庭的情况，以及残疾人本人的愿望和要求等。

(2)心理学测定法　从心理学角度测定残疾人的职业兴趣、职业价值观、性格等。

(3)模拟试工法　布置和实际工作环境一样的场面，在这样的条件下测定残疾人的就业能力。

(4)职务试行法　请残疾人担当某种职务进行相关的测定。

(5)工厂内测定　请残疾人在工厂的实际环境中进行操作测定。

(6)作业标本法　通过一些实际操作来测定残疾就业能力的方法。

(7)情报收集与分析法　通过对与残疾人有关的医学情报、心理学情报、就业情报、社会情报等资料进行综合分析的方法。

(三)生活质量评定

在HQOL的测评中，首先应提到《世界卫生组织生活质量测量表》(WHOQOL)，见表18。而在康复治疗领域，用于生活质量测评的常用标准化量表主要有QWB(quality of well-being scale)、MOS-SF36(36-item shortform health survey)、SIP(sickness impact pro-file)、SWLS (satisfaction with life scale)。

1. WHOQOL(世界卫生组织生存质量测定量表)

表18　WHOQOL-BREF 量表的结构

I. 生理领域	III. 社会关系领域
1．疼痛与不适	14．个人关系
2．精力与疲倦	15．所需社会支持的满意程度
3．睡眠与休息	16．性生活
4．走动能力	IV. 环境领域
5．日常生活能力	17．社会安全保障
6．对药物及医疗手段的依赖	18．住房环境
7．工作能力	19．经济来源
II. 心理领域	20．医疗服务与社会保障：获取途径与质量
8．积极感受	21．获取新信息、知识、技能的机会
9．思想、学习、记忆和注意力	22．休闲娱乐活动的参与机会与参与程度
10．自尊	23．环境条件（污染、噪声、交通、气候）
11．身材、相貌和感受	24．交通条件
12．消极感受	总的健康状况与生存质量
13．精神支柱	

世界卫生组织于1993年研制成一套用于测量个体与健康有关的生存质量

(HQOL)的国际性量表，即WHOQOL，包括WHOQOL和WHoQOL-BREF，后者即简化版，简化版包含4个领域24个项目(表18)。

2. QWB(健康生活质量量表)

QWB由Kanlan等(1976年)设计而成，原来用于衡量健康状况及质量生存年(quality life years)，由于其指标定义清晰明确、权重较合理，项目覆盖日常生活活动(ADL)、走动或行动(mobility)，躯体性功能活动、社会功能活动等方面，比较全面，故亦广泛用于康复治疗中的生活质量测评。此量表目前使用的2个版本，一个用于访谈测定，另一个用于自报。测评结果分析可概述如表19。

表19 QWB量表结果分析

分表名称	低权重含义	高权重含义
症状表现	只有轻微症状，如视力差需配戴眼镜，听力差需配戴助听器，或需对症治疗服用药物	症状较严重，如疼痛（在重要关节或内脏器官）、烧伤、思维不清甚至不省人事
行动量表	使用或驾驶公共交通工具方面无问题	由于健康原因不能驾驶或使用交通工具
躯体活动量表	在独立步行(不需使用助行工具或别人扶助)方面不受限制或仅轻微受限	由于健康原因，步行或用轮椅，需使用助行工具或需扶助
社会活动量表	在社会生活角色活动(life role activity)方面，不会由于健康原因而受到限制，或仅会受到轻度限制	不能履行主要社会角色的活动和（或）生活不能自理